Monthly Book

Medical Rehabilitation

編集企画にあたって………

JN115555

　手は皮下に腱・神経〜〜〜〜〜〜〜〜〜〜〜〜〜〜ハントに収納されているため深さ5 mmの創でも多数の組織が切断される．さらに外傷・手術や不動化による手の腫脹により関節拘縮や腱の癒着を生じやすいため，リハビリテーションが極めて重要である．近年の手術手技の進歩やリハビリテーション技術の発展により手外科の臨床成績は非常に改善している．本特集では，手外科リハビリテーション診療の最近の進歩について各分野のエキスパートに論述して頂いた．

　RA 手指変形は機能障害が外観に比べて比較的軽度なため従来は荷重関節の治療が優先されていたが，RA の薬物療法の進歩に伴い荷重関節の手術は減少している．一方，手指変形は減少しておらず治療のニーズは高まっており，装具療法を含めたリハビリテーションにより治療成績は改善している．伸筋腱断裂は手術適応であり，端側吻合や腱移行術後の減張位早期運動により術後成績は著明に改善した．屈筋腱損傷は縫合法の開発により，早期自動運動が可能になり治療成績が改善したが，腱断裂を防ぐためには十分計画したリハビリテーションが重要である．橈骨遠位端骨折はその受傷機転と骨質により，児童，青壮年，老年で各々病態が異なる．本稿ではスポーツ選手術後と高齢者保存療法の異なった病態とその治療について述べている．舟状骨骨折は橈骨遠位端骨折と異なり遷延癒合や偽関節が多いため，初診時に見逃しを回避し，手術または的確な固定により骨癒合を得ることが最も重要である．基節，中手骨骨折の偽関節は少なく変形治癒と関節拘縮が大きな問題となる．ナックルキャストやナックルスプリントは有用な方法であり，手技について詳述されている．TFCC(三角線維軟骨複合体)損傷は手関節の過伸展や回旋運動の矯正により生じ，手関節尺側痛のなかでは比較的頻度が高い．Fovea から剝離した TFCC が強度を回復するには 3〜6 か月を要し，いわゆる捻挫と比べて長期にわたる装具療法とリハビリテーションが必要である．特にスポーツ選手に対しては治療に長期を要することを理解させないと治療の中途でスポーツを再開し悪化することが多いので注意を要する．

　手の変形関節症としては母指 CM 関節症，DIP 関節症(Heberden 結節)，PIP 関節症(Bouchard 結節)がある．それぞれ装具療法やテーピングを含めた保存療法が有効であるが，改善しない場合，特に母指 CM 関節症では様々な手術療法で良好な成績が報告されている．手根管症候群も基本は保存療法であり，生活指導と装具療法が重要であるが，筋萎縮や高度の感覚麻痺を生じた場合は早期の手術が必要である．Dupuytren 拘縮に対する酵素注入による拘縮解離は画期的な手技であり，従来手術が必要であった症例の多く，特にMP 関節の屈曲拘縮が主体な例では酵素注入法により良好な成績が得られる．ばね指の保存療法としてステロイド注入も併用したストレッチ「とくなが法」による保存療法奏効例が報告されている．

　本特集は手外科リハビリテーション診療の最近の進歩を網羅している．日常診療のお役に立てば幸いである．

2019 年 12 月
金谷　文則
大久保宏貴

Key Words Index

Writers File

ライターズファイル（50音順）

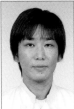
岩倉菜穂子
（いわくら なほこ）

2002年	富山医科薬科大学医学部卒業
	千葉大学整形外科入局
2011年	同大学大学院修了
	東京女子医科大学整形外科，助教
2012年	日本手外科学会，代議員

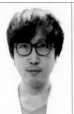
佐久間　悠
（さくま ゆう）

2005年	福島県立医科大学医学部卒業
2007年	千葉西総合病院整形外科
2009年	東京女子医科大学附属膠原病リウマチ痛風センター・整形外科，医員
2012年	同，助教
2018年	同大学整形外科，助教

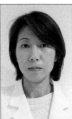
林原雅子
（はやしばら まさこ）

2001年	鳥取大学卒業
	同大学整形外科入局
2010年	同大学大学院修了
2014年	同大学整形外科，助教
2017年	同，講師

大久保宏貴
（おおくぼ ひろたか）

2002年	琉球大学卒業
	同大学整形外科入局
2015年	同大学大学院博士課程修了
2016年	同大学整形外科，助教

関澤遼平
（せきざわ りょうへい）

| 2010年 | 日本リハビリテーション専門学校卒業 |
| | 荻窪病院リハビリテーション室 |

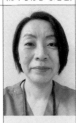
原　友紀
（はら ゆき）

1998年	山口大学医学部卒業
	筑波大学整形外科入局
2005年	同大学大学院博士課程人間総合科学研究科先端応用医学専攻修了
	同大学大学院人間総合科学研究科，助手
2007年	同，講師
2011年	同大学医学医療系整形外科，講師

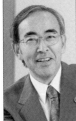
納村直希
（おさむら なおき）

1994年	金沢大学医学部卒業
	同大学附属病院整形外科入局
2005年	Postdoctoral Fellow, Biomechanics Laboratory, Mayo Clinic.
2006年	金沢医療センター整形外科，医員
2009年	同，医長
2017年	同センターリハビリテーション科，医長（併任）

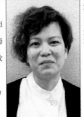
多田　薫
（ただ かおる）

2001年	神戸大学卒業
	金沢大学医学部整形外科入局
2008年	新潟手外科研究所にて研修
2008年	広島手の外科・微小外科研究所にて研修
	金沢大学医学部整形外科，医員
2009年	同，助教

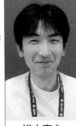
細川高史
（ほそかわ たかふみ）

2002年	群馬大学卒業
	同大学整形外科入局
2011年	深谷赤十字病院整形外科，医員
2014年	利根中央病院整形外科，医員
2017年	同，部長

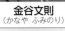
金谷文則
（かなや ふみのり）

1978年	新潟大学卒業
	同大学整形外科入局
1988〜91年	米・Louisville Hand Surgery, fellow
1991年	琉球大学整形外科，講師
1992年	スイス・AO fellow
1992年	琉球大学整形外科，助教授
2000年	同，教授
2019年	同，名誉教授
	沖縄リハビリテーション福祉学院，学院長

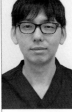
渡久知かおり
（とぐち かおり）

2008年	沖縄リハビリテーション福祉学院卒業
	熊本整形外科病院
2014年	大道中央病院
2015年	琉球大学医学部附属病院リハビリテーション部

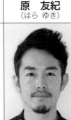
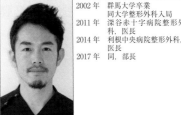
松山宜之
（まつやま よしゆき）

| 2000年 | 城東学園弘前ホスピタリティーアカデミー卒業 |
| 2005年 | 岡山大学病院総合リハビリテーション部 |

金城養典
（かねしろ やすのり）

2000年	大阪市立大学医学部卒業
2006年	同大学大学院医学研究科卒業
	新潟手の外科研究所，研究員
2013年	清恵会病院整形外科，副部長・手外科マイクロサージャリーセンター，センター長

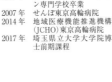
成田大地
（なりた だいち）

2007年	日本リハビリテーション専門学校卒業
2007年	せんぽ東京高輪病院
2014年	地域医療機能推進機構（JCHO）東京高輪病院
2017年	埼玉県立大学大学院博士前期課程

前付 3

Contents

手外科リハビリテーション診療

編集／琉球大学整形外科　金谷文則　大久保宏貴

Monthly Book
MEDICAL REHABILITATION No. 244/2020.1 目次

編集主幹／宮野佐年　水間正澄

もう悩まない！
100症例 から学ぶ
リハビリテーション
評価のコツ

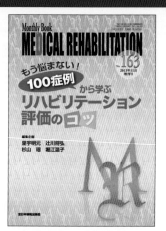

編集企画／里宇明元・辻川将弘・杉山　瑶・堀江温子

2013年11月増刊号
B5判　454頁
定価：本体価格（4,900円＋税）

リハ臨床において重要な位置を占める評価．
膨大な評価項目の中からどの評価を，どの時点で，どのように活用するのか，
少ない診療時間の中で，優先度をどこに置き，どのように予後予測やリハ処方に結び付けていくのか，
悩むところではないでしょうか．
本書では，実際の診療の流れに沿って，症例ごとに優先度がどこにあるのかが押さえられます．
評価の流れをマスターしたい初学者のみならず，セラピスト，連携する他科の先生方などにも
是非とも読んで頂きたい1冊です！

Contents

診療前にサッと予習！
外せない評価項目とポイントがパッとわかる！

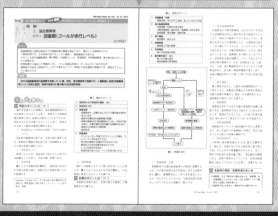

（株）全日本病院出版会

〒113-0033　東京都文京区本郷3-16-4
TEL：03-5689-5989　FAX：03-5689-8030
おもとめはお近くの書店または弊社ホームページ（www.zenniti.com）まで！

MB Med Reha **No.244**：**1-7, 2020**

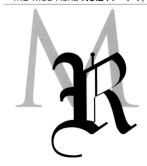

特集／手外科リハビリテーション診療

RA 手指変形
―MCP人工関節置換術後のリハビリテーションについて―

松山宜之[*1]　中原龍一[*2]　那須義久[*3]
岡　佳純[*4]　千田益生[*5]　西田圭一郎[*6]

Abstract　関節リウマチ（RA）手の障害は，スワンネック変形・ボタン穴変形・尺側偏位など多彩であり，一つの手に複数の変形が混在している．その中でも，中手指節（MCP）関節は早期から罹患率が高く関節変形が生じやすく，進行例ではシリコン製インプラントによるMCP人工関節置換術での良好な成績が報告されている．当院では，MCP人工関節置換術に対しては，スタンダードパスを用いて術後療法を行っている．しかし，RA手指においては隣接関節の障害や伸筋腱皮下断裂を伴っていることも多く，進行例の変形では必要に応じて追加手術が同時に実施される．本稿では，通常のMCP人工関節置換術からスワンネック変形・ボタン穴変形・若年者の関節変形の術後リハビリテーションについて概説する．

Key words　関節リウマチ（RA），MCP人工関節（silastic metacarpophalangeal joint arthroplasty），術後リハビリテーション（post-operative rehabilitation）

RA 手の障害に対する MCP 人工関節置換術

　関節リウマチ（RA）手の障害は，スワンネック変形・ボタン穴変形・尺側偏位・伸筋腱皮下断裂による手指伸展不全・ムチランス変形による関節の不安定性など多彩であり，一つの手に複数の変形が混在していることが多い．その中でも，中手指節（MCP）関節は早期より罹患率が最も高く[1]関節変形が生じやすく，進行例ではシリコン製インプラントによるMCP人工関節置換術での良好な成績が報告されている[2~3]．近年では，新しいRA上肢手術の流れとして関節破壊進行を防止する有効な薬物療法とのコンビネーション手術の重要性

が指摘されている．さらに機能改善・除痛・外観改善の手術の術後評価では客観的評価のみならず，患者の主観的評価の数量化およびその改善に対する取り組みの重要性も指摘されている[4]．

MCP 人工関節置換術の適応

　当院では，MCP関節に対する人工関節の機種はシリコンスペーサー型であるAVANTA™（SBi社製）を使用している．AVANTA™は背側に切り込みがあり回転の中心が掌側へ移動し，屈曲可動域が得られるように設計されている．手術適応は，MCP関節軟骨が消失している場合になるが，Feanley stageⅢ[5]以上で骨質が保たれており，加

[*1] Yoshiyuki MATSUYAMA, 〒700-8558 岡山県岡山市北区鹿田町2-5-1　岡山大学病院総合リハビリテーション部
[*2] Ryuichi NAKAHARA, 岡山大学大学院医歯薬学総合研究科生体機能再生・再建学講座整形外科, 助教
[*3] Yoshihisa NASU, 同, 助教
[*4] Kazumi OKA, 同大学病院総合リハビリテーション部
[*5] Masuo SENDA, 同部, 教授
[*6] Keiichiro NISHIDA, 同大学大学院医歯薬学総合研究科生体機能再生・再建学講座整形外科, 准教授

表 1. MCP 人工関節置換術　スタンダードパス

術後 1〜3 日目
　掌側シーネ固定：伸展が悪い場合は夜間シーネを 10 日くらいまで継続
　手指自動屈曲運動：**プラスして介助しての自動伸展開始**

術後 5 日目
　日中アウトリガースプリント（定時のみ）開始：寝る時間以外はなるべく装着，
　　　　　　　　　　　　　　　　　　　　　　　1 時間に 1 回自動屈曲運動

術後 1〜2 週
　手指自動屈伸および自動介助での屈伸運動開始

術後 2〜3 週
　掌側シーネ除去：術後 2 週，抜糸の頃までにはシーネ除去
　手指他動屈伸運動・筋力強化開始，セルフ ADL 許可

術後 3 週
　退院：全 ADL 許可

術後 3 か月
　アウトリガースプリント除去：これも「最長」3 か月で.
　ROM：伸展 0°，屈曲 60〜70° を目標に

術後 6 か月
　筋力：術前までの状態に改善を目標

えて，ADL 障害・美容面に不満があり軽作業者で，術後のリハビリテーションに対して理解があることが条件となる．また，術前の MCP 関節周囲軟部組織は，炎症性変化を強く受けている可能性がある．そのため，MCP 人工関節置換術の標準的な術式として，滑膜切除・橈側側副靱帯再建・背側関節包縫縮・掌側滑膜切除・掌側板剥離に加えて，伸筋腱の中央化や手内在筋の拘縮に対する切離といった関節周囲軟部組織の再建が同時に行われる[6]．これらの手術によって，MCP 関節のアライメント異常は術直後より是正される．

MCP 人工関節置換術の後療法について

　術後は，MCP 人工関節スタンダードパス（**表 1**）に従って後療法を進めていく．基本な流れは，術直後は MCP 関節を伸展位で保持しつつ，徐々に屈曲運動と把持訓練を行い，術後 3 か月で MCP 関節伸展 0°・屈曲 60〜70° を目標とし，可動域が伸展方向に移動することが手指機能の改善に重要になる[7]．そして，術後 6 か月で術前レベルの握力と術部の手指が機能的に ADL に定着[8]することを目標とする．

1．示指〜小指 MCP 人工関節置換術例

　手術〜術後 2 日までは，ペンローズドレーンが抜去されるまでは患肢挙上し安静を保ち，術部以外の関節・筋機能の回復に努める．また，同時に術部上肢を保護しながらの早期離床を促す．

1）術後 3 日〜1 週

　術直後は，術部の関節以外にも手部全体の浮腫が強く出現する．そのため，この時期は浮腫の改善と癒着防止が主体となる．浮腫は，手指の自動運動が可能となれば，3 週程度で術部以外の浮腫はほぼ消失する．術部の腫脹は，MCP 関節周囲全体に広がり術直後より痛みに応じて積極的にマッサージを行っていく．当院での示指〜小指 MCP 人工関節置換術では，MCP 関節上の横切開で行われる．この場合，MCP 関節術部の腫脹は，横切開線境に背側の近位部・遠位部・掌側部と 3 つのパートに分けてアプローチを行う（**図 1**）．必ず背側・掌側と行い，MCP 関節の動きの柔軟性の改善をもって効果判定を行う．背側近位部の腫脹は比較的早く改善するが，遠位部の腫脹は改善しにくく，伸展制限の原因となるため特に注意しなければならない．浮腫に対しては，術後 3 週間は継続してしっかりと行う．

　癒着防止に対しては，できる限り被覆材を除去した状態で手内在筋の筋収縮や伸筋腱の滑走を促すため，早期より MCP 関節はじめ近隣関節の ROM 運動を開始する．術部での伸筋腱との癒着を避けるためには，伸筋腱の滑走を最大限に得られるように DIP 関節から PIP 関節・MCP 関節に向かって連続的に屈曲運動を行う（**図 2**）．

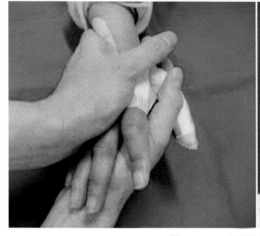
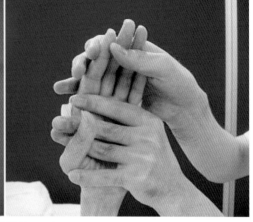

a|b

図 1. MCP 関節腫脹とアプローチ
　a：背側部の腫脹に対するアプローチ
MCP 関節を伸展に保ちながら母指球をそっとおき，少しずつ手の重さを利用して
遠位から近位に向かって圧迫する．
　b：掌側部の腫脹に対するアプローチ
MCP 関節の屈曲運動を伴いながら遠位から近位に向かって圧迫をする．

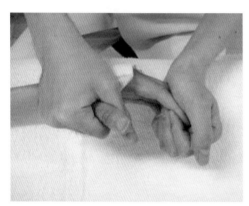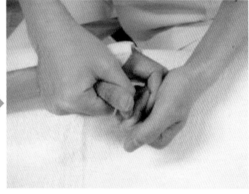

図 2. MCP 関節屈曲運動
示指〜小指の DIP 関節・PIP 関節を把持し，遠位関節から屈曲運動を誘導．
また，中手骨側は背側に起こし，MCP 関節が屈曲しやすいようにする．

また，術後 5 日頃の手指の浮腫が軽減した時期から，伸展ダイナミックスプリント装着を行い，MCP 関節伸展位保持と 1 時間に 1 回自動屈曲運動を実施する（図 3）．

2）術後 1〜2 週

この時期になると，MCP 関節の屈曲可動域が徐々に大きくなり始めるが，疼痛に応じてさらに ROM 拡大をはかっていく．また，ボールなどを利用して把持フォームに関係する指節間関節の協調運動なども併せて行う．

3）術後 2〜3 週（退院へ）

抜糸後より，MCP 関節屈曲可動域の改善をはかるため積極的な他動運動を行う．ただ強すぎる他動運動は伸展角度を減少させるため，常に確認しながら他動運動を行う．

他動運動にて獲得した可動域が，自動運動でも行えるように屈曲・伸展ともに筋力強化をはかる．また，この頃より，ADL 場面で軽い物（スプーン・テレビのリモコン・携帯電話など）の把持が許可され，退院後の生活へのイメージづくりに繋げる．

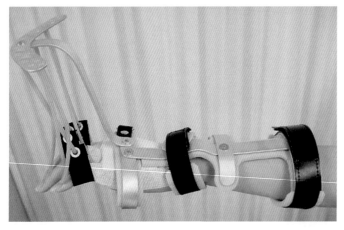

図 3.
伸展ダイナミックスプリント

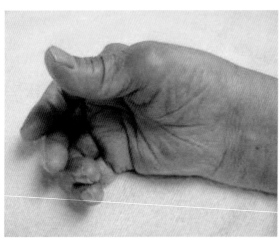

a．術前：母指ボタン穴変形

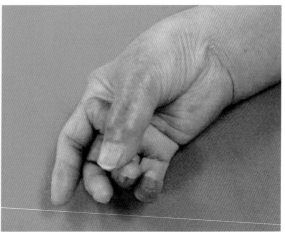

b．術後：IP 関節固定・MCP 人工関節

図 4．母指ボタン穴変形術前・術後

4）退院～術後 3 か月

退院後は，外来通院での作業療法を継続する．伸展ダイナミックスプリントは術後 3 か月まで少なくとも午前 1 時間，午後 2 時間と決めて行う．術後 3 か月時は，MCP 関節の腫脹も完全に消失し伸展・屈曲可動域が最大となり，自動運動における動きのスムースさが術前レベルになるが，握力は術前値よりまだ低下した状態にある．

5）術後 6 か月

術後 6 か月時には，握力は術前値まで回復し，ADL にて術部の手が機能的に改善する．

2．母指 MCP 人工関節置換術例（図 4）

母指においてボタン穴変形が最も多く[9]，進行例では IP 関節が脱臼し示指・中指とのピンチができない場合もある．母指 MCP 人工関節置換術例において，母指対立のピンチフォームができるよ

うに IP 関節固定術が併用されることがある．術後はスタンダードパスに従うが，その際には CM 関節を橈側・掌側外転位にて保持し，MCP 関節からCM 関節へ連続的な屈曲運動を行う．そして，示指・中指に対しての指尖つまみができる範囲までの MCP 関節・CM 関節の屈曲運動とする．逆に大きな物が把持できるように CM 関節は掌側・橈側外転，MCP 関節は伸展を強調する．

3．MCP 人工関節置換術と同時追加手術

軽度なスワンネック変形では，MCP 関節周囲の軟部組織再建術で変形が矯正されるが，進行例では追加手術が行われることがある．また，ボタン穴変形では PIP 関節に対して，若年者に対しては人工関節と軟部組織再建術の組み合わせ手術が行われることがある．

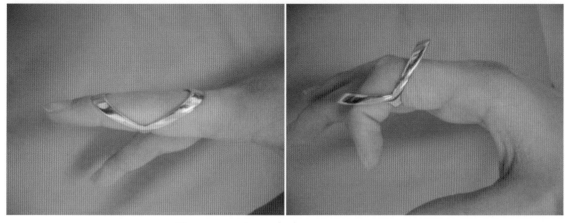

図 5. スワンネック変形に対するスプリント

1）スワンネック変形

スワンネック変形がある場合は，PIP 関節上で側索が背側に偏位するため PIP 関節は過伸展し，DIP 関節は過屈曲位となる．状況に応じて PIP 関節形成術や temporary extension block pin による過伸展防止，DIP 関節レベルでの伸筋腱付着部再建が行われる．術後，DIP 関節は伸展位で保持するためスプリントを装着する．MCP 人工関節に対しては，スタンダードパスにて後療法を実施する．術後 2 週までは，PIP 関節に対しては屈曲を中心に他動・自動介助運動を行う．介助運動を主体に行い把持に必要な DIP・PIP 関節の把持フォームができるような運動を行う．また，block pin 抜去後はスプリントで過伸展防止に努める（図 5）．

【症例提示】66 歳，女性．38 歳時に RA 発症．主訴は左手指変形（MCP 関節尺側偏位ならびに示指から小指スワンネック変形）．手術は，母指 MCP 関節固定・示指から小指 MCP 人工関節置換術，中指・環指は SORL（spital oblique retinacular ligament reconstruction：Littler 変法）再建と temporary extension block pin が実施された．術後 6 か月時には，手指屈曲時には PIP 関節過伸展は矯正され把持しやすい手指の動きは獲得された（図 6）．

2）ボタン穴変形

ボタン穴変形がある場合は，PIP 関節を C-wire にて伸展位での仮固定が 2 週程度行われる．DIP 関節は，もともと過伸展であるため，PIP 関節固定中も屈曲方向に対して自動介助運動・他動運動を行う．そして，C-wire 抜去後は，PIP 関節に対してカペナースプリントを装着し，できる限り伸展位保持に努める．そして，PIP 関節屈曲は，6 週で 90°，12 週で 100° と段階的に行う．

3）若年者（40 歳未満）の関節変形

若年者の手指変形に対して，関節軟骨が破綻あるいは消失している場合は人工関節の適応になるが，関節軟骨が正常あるいは軽度損傷の場合は，関節周囲の軟部組織の再建のみとなり，縫縮が通常よりも固く行われる．このことは，今後の活動性を考慮して軟部組織のゆるみが出現しないようにという意図が込められている．そのため，術後はスタンダードパスで進めるが，ゆっくりと時間をかけて関節包などの軟部組織に対する伸張運動を行う．

【症例提示】26 歳，女性．11 歳時に JIA（若年性特発性関節炎）と診断．主訴は左手指変形（掌側脱臼・尺側偏位）．手術は，左母指・示指 MCP 人工関節置換術，中指から小指 MCP 関節形成術を施行．手指機能は術後 1 年時で最大となった（図 7）．

MCP 人工関節置換術後に ADL で注意すべきこと

シリコン製インプラントによる人工関節では，encapsulation により関節安定性が得られるが，特に可動域が良いものでは折損リスク（図 8）[10)11)] が少なからず存在するため退院時には ADL 指導を行う．基本は関節保護の原則に従い，特に手指関節に荷重をかける（立ちあがり時）・重い物（5 kg

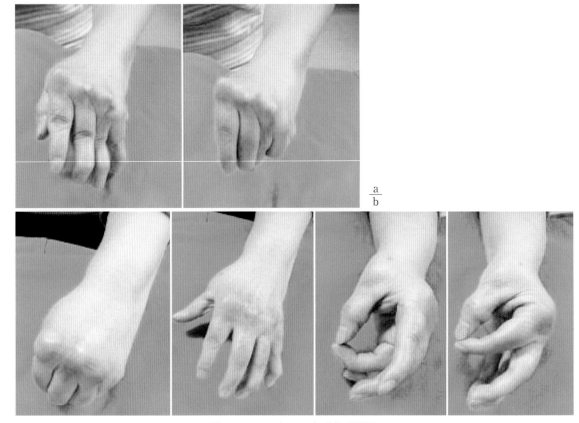

図 6. スワンネック変形左手外観
a：術前
b：術後 6 か月

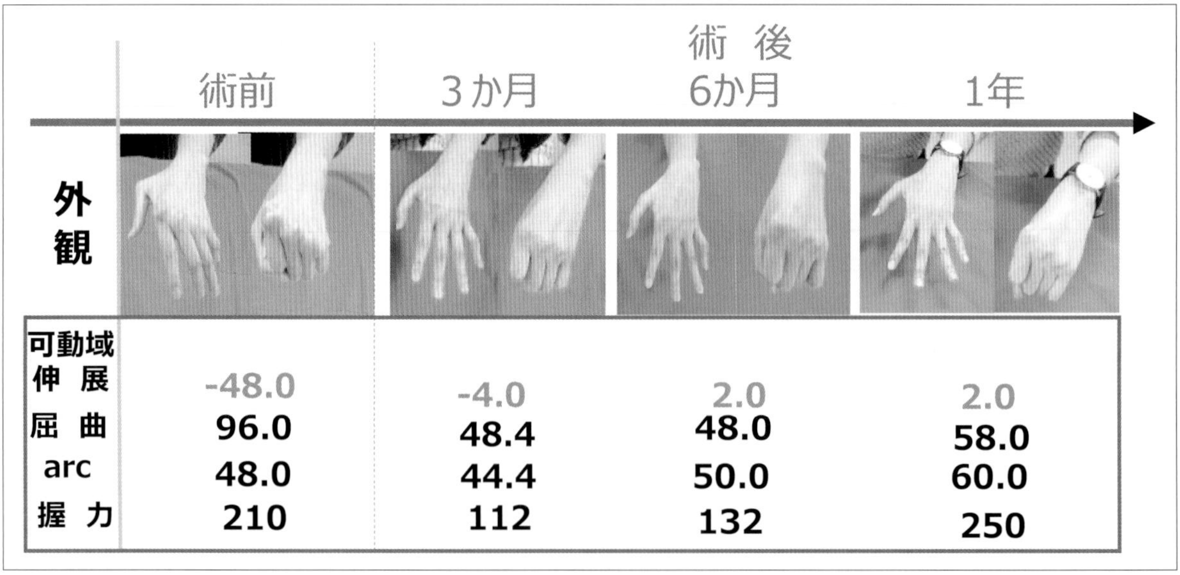

外観	術前	術後 3 か月	術後 6 か月	術後 1 年
可動域 伸展	-48.0	-4.0	2.0	2.0
屈曲	96.0	48.4	48.0	58.0
arc	48.0	44.4	50.0	60.0
握力	210	112	132	250

図 7. 左手指変形(掌側脱臼・尺側偏位)術前から術後 1 年までの経過

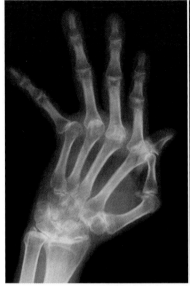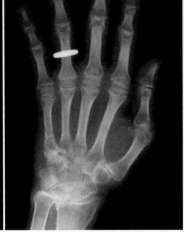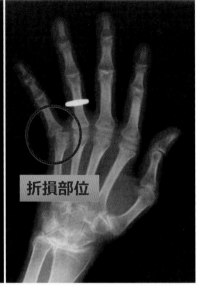

術前 　　　　　　　　　　 術後 1 年 　　　　　　　　　 術後 2 年半

折損部位

図 8．MCP 人工関節の折損

以上）を持つことはインプラント折損につながる．また，硬いキャップを開けるなどの指先に強い力を必要とする動作は，MCP 関節尺側偏位を助長するため代償動作や自助具の使用などを勧める．

文　献

1) Fleming A, et al：Early rheumatoid disease. Ⅱ. Patterns of joint involvement. *Ann Rheum Dis*, **35**(4)：361-364, 1976.

2) Swanson AB：Flexible implant arthroplasty for arthritic finger joints：rational, technique and results of treatment. *J Bone Joint Surg*, **54**-A：435-455, 1972.

3) 原田遼三ほか：関節リウマチ（RA）に対する Swanson® と AVANTA® による MP 人工指関節置換術の治療成績．日関節病会誌，**33**(2)：175-182，2014.

4) 中川夏子：RA 上肢手術の新しい流れ：手について．*Clin Rheumatol*，**28**：232-239，2016.
   Summary 今後の RA 手の外科に関して，機能面だけでなく外観改善も必要とされ，さらに作業療法士との連携で装具療法などきめ細かな対応の必要性について記載されている．

5) Fearnley GR：Ulnar Deviation of the Fingers. *Ann Rheum Dis*, **10**(2)：126-136, 1951.

6) 那須義久ほか：人工指関節置換術とそのリハビリテーション．*Jpn J Rehabil Med*，**54**：191-194，2017.
   Summary RA 患者における MCP 人工関節置換術の基本的な術式や術後のリハビリテーションの内容が記載されている．

7) Möller K, et al：Avanta versus Swanson silicone implants in the MCP joint--a prospective, randomized comparison of 30 patients followed for 2 years. *J Hand Surg Br*, **30**(1)：8-13, 2005.

8) 坂口和輝ほか：RA 患者にける MCP 人工関節置換術後の回復過程とリハビリテーション．第31回日本臨床リウマチ学会プログラム・抄録集 2016；S232，2016.

9) Terrono A, et al：Boutonniere rheumatoid thumb deformity. *J Hand Surg*, **15A**：999-1003, 1990.

10) Parkkila TJ, et al：Grading of radiographic osteolytic changes after silastic metacarpophalangeal arthroplasty and a prospective trial of osteolysis following use of Swanson and Sutter prosthesis. *J Hand Surg Br*, **30**(4)：382-387, 2005.

11) Tägil M, et al：Correlation between range of motion and implant fracture：a 5 year follow up 72 joints in 18 patients in a randomized study comparing Swanson and Avanta/Sutter MCP silicone prosthesis. *J Hand Surg Eur*, **34**(6)：743-747, 2009.

好評雑誌 Monthly Book Orthopaedics 好評増刊号

必 読

ポイント解説　　Vol 30 No 10　2017年10月刊

整形外科診断の基本知識

編集企画／松本守雄
（慶應義塾大学教授）

脊椎・上肢・下肢・骨軟部腫瘍における的確な診断に必要な各疾患の特徴を、この1冊に凝縮。古くも新しい診断法の知識を、エキスパートが漏れなく伝授。ベテラン整形外科医にとっても、「基本知識」の刷新が図れること間違いなしの貴重特集号です！

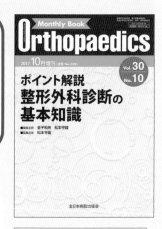

Monthly Book
Orthopaedics
2017 10月増刊（通巻 No.390）
Vol.30 No.10
ポイント解説
整形外科診断の
基本知識
編集顧問 金子和夫 松本守雄
編集企画 松本守雄
全日本病院出版会

B5判　294頁　定価（本体価格 5,800 円＋税）

＜とりあげた項目＞

Ⅰ. 脊椎脊髄疾患
頚髄症
頚部神経根症
慢性腰痛症
腰椎椎間板ヘルニア・
腰部脊柱管狭窄症
脊柱変形
原発性／転移性脊椎腫瘍
脊髄疾患
骨粗鬆症および椎体骨折
化膿性脊椎炎、椎間板炎
脊椎・脊髄損傷

Ⅱ. 上肢疾患
小児肘関節周囲骨折
末梢神経障害
リウマチ手指変形
手根骨骨折
肩関節周囲炎・腱板断裂
投球障害

Ⅲ. 下肢疾患
発育性股関節形成不全（DDH）
変形性股関節症
特発性大腿骨頭壊死症
関節唇損傷
膝関節半月板損傷
膝関節靱帯損傷
膝蓋大腿関節障害
変形性膝関節症
膝関節 overuse 症候群
外反母趾
変形性足関節症
足の末梢神経障害
足関節捻挫、足・足関節外傷
距骨骨軟骨損傷

Ⅳ. 骨軟部腫瘍
良性骨腫瘍
悪性骨腫瘍
良性軟部腫瘍
悪性軟部腫瘍

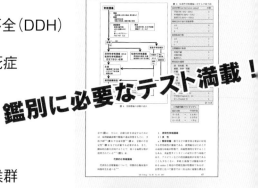

鑑別に必要なテスト満載！

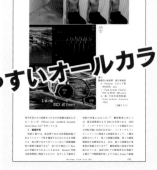

見やすいオールカラー

（株）全日本病院出版会

〒113-0033　東京都文京区本郷 3-16-4
TEL：03-5689-5989　FAX：03-5689-8030
http://www.zenniti.com

MB Med Reha **No.244**：**9-15**, 2020

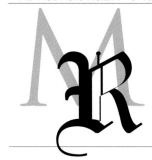

特集／手外科リハビリテーション診療

伸筋腱断裂修復術

佐久間　悠*

Abstract　関節リウマチでは，腱鞘滑膜炎，手関節周囲の変形，尺骨頭の相対的な背側亜脱臼変化による機械的な摩耗などにより手指伸筋腱の皮下断裂を時に合併し，手指の伸展不全を呈する．手指の伸展力の回復を得るためには外科的な伸筋腱再建術が必要である．伸筋腱の再建は，その断裂した腱の本数や部位に応じて，端側縫合，腱移行，腱移植を適宜選択し，時に組み合わせて行う．後療法には減張位早期運動療法，dynamic splintや外固定を用いるものなどがあるが，腱の再建法により選択すべき方法は異なる．また個々の患者の状態に合わせた判断も必要である．なお伸筋腱の再建時には，手関節の形成術や固定術を同時に行うのが普通であり，それに対する後療法も併せて行う必要がある．本稿では伸筋腱再建術の術式の概要と，それらに応じて選択すべき後療法やプロトコル，注意事項について解説する．

Key words　関節リウマチ(rheumatoid arthritis)，指伸筋腱断裂(extensor tendon rapture)，伸筋腱再建術(extensor tendon reconstruction)

関節リウマチでの手指伸筋腱断裂

　関節リウマチ(RA)では，時に手指伸筋腱(伸筋腱)の皮下断裂がみられる．腱鞘滑膜炎の直接的な腱への侵食，伸筋支帯内での滑膜炎による圧力上昇による虚血などもその原因として挙げられるが，RA性の手関節の変形により相対的な背側亜脱臼(図1➡)を生じた尺骨頭との物理的な摩擦が原因である場合が非常に多い[1)2)]．そのため尺側指の伸筋腱から断裂が始まる場合が多いが，小指固有伸筋腱(EDM)単独の断裂時には総指伸筋腱(EDC)による手指の自動伸展能は保たれるため，伸展障害が自覚されることは少ない．小指へのEDCの断裂も併発すると小指の中手指節(MP)関節における自動伸展障害が生じる．その後，腱断裂は一般的に橈側指へ進行していくが，変形の状態により他指の伸筋腱断裂が初発となる場合もあ

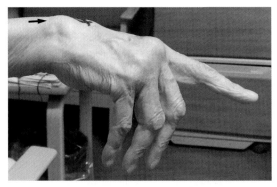

図1. 伸筋腱断裂による手指伸展不全

る．MP関節における伸展障害の程度は腱間結合や総指伸筋腱の分岐におけるバリエーションによって様々であり，腱断裂本数が少ない場合は患者はそれほど不便を感じない場合もあるが，原則としては1指以上のMP関節に自動伸展障害が生じた時点で外科的な伸筋腱再建の適応となる(図

* Yu SAKUMA，〒162-8666　東京都新宿区河田町8-1　東京女子医科大学病院整形外科・膠原病リウマチ痛風センター

1). なお，RA では長母指伸筋腱(EPL)の断裂も
しばしばみられる．他指の伸筋腱断裂と同様に腱
鞘滑膜炎による侵食や，EPL が走行の方向を変え
る際の pulley として働く Lister 結節周囲の変形に
よる摩耗が断裂の原因となる．EPL が働く範囲に
は個人差があるため，断裂により母指の遠位指節
間関節の伸展不全のみを自覚するケースから短母
指伸筋腱の発達が弱い場合には母指 MP 関節の伸
展不全も生じる場合があり，患者が不便を感じて
いる場合は伸展機構の再建術が適応となる．

伸筋腱の再建法

1．概　要

RA における手指伸筋腱断裂は鋭的な新鮮損傷
ではなく，断端部は摩耗と滑膜炎による損傷が高
度であるため端々縫合は不可能・不適切であると
考えて良く，陳旧性の腱断裂として再建を行う必
要がある．断裂している腱の本数と種類，その部
位などにより再建方法は異なってくる．以下に挙
げるような方法を単独あるいは組み合わせて再建
を行う[3]．

1）端側縫合

断裂腱の遠位断端部を損傷していない健常な腱
に縫合することにより，健常腱を力源として伸展
不全をきたした指の伸展を得る方法である．簡便
で腱のテンションを調整しやすいというメリット
がある．一般に断裂した腱の本数が少なく，健常
な腱が複数残っている場合に選択される．

2）腱移行

力源とする健常な腱を遠位で切離し，断裂した
腱の遠位断端と縫合する方法である．力源として
選択する腱は，当然ながらその腱が欠損しても他
の腱でその手指の伸展は行えるものが選択され
る．具体的には示指固有伸筋腱，長・短手根伸筋
腱，浅指屈筋腱などである．残存している健常な
腱が少ない場合や，腱の走行する生理的な方向を
保ちたい場合に選択される．

3）腱移植

長掌筋(PL)腱などを用いて，断裂した腱の断

端同士を橋渡しする方法である．端側縫合，腱移
行のいずれも困難である場合に選択されることが
多いが，腱の長さが不足するときにそれらを行い
たい場合に組み合わされることもある．

いずれの方法を用いるかは，術前検査(3D-CT，
エコー)や身体所見から推定される断裂腱および
健常腱の種類と本数，部位により決定される．た
だし断裂・損傷している腱は時に術前に予想した
ものと異なる場合もあるため，直視下に確認でき
るの術中初見に応じて予定していたものとは異な
る再建方法が必要になる場合もある．

2．手術手技

前述したように，断裂した腱やその部位によっ
て適切な再建方法は変わってくる．以下に一般的
なその適応を述べる．

1）EDC 断裂

a）端側縫合：再建すべき腱が 2 本までで十分
な長さが保たれ，健常な腱が隣接している場合に
は良い適応となる(**図 2-a**)．3 指の腱を 1 本の腱
に縫合することも可能ではあるが，縫合された腱
における滑走方向の変化の影響やまた力源となる
筋腱の負担も考慮し，他の再建法が可能である場
合はあえて行ってはいない．縫合は interlacing
suture で行う(**図 2-b**)．遠位断端の瘢痕組織を除
去し，健常な部分に対して最低 2 回，可能ならば
3〜4 回 interlacing suture できるように調整する．
縫合された断裂腱の伸展力は健常な腱との関係で
決まるので，伸展不全をきたしていた指の MP 関
節が隣接腱により伸展する指と同程度の伸展にな
るように調整し，その位置で縫合する．縫合後は
力源となる腱のみを牽引し，2 指の MP 関節が同
程度に伸展するかを確認する．この処置を隣接す
る腱に対して繰り返すことで伸展機構を再建す
る．2 指の断裂の場合，それらの伸筋腱断端が互
いに付着しており牽引することで同程度の伸展が
2 指に得られるような場合は，その断端をまとめ
て隣接腱へ縫合しても良い．断裂腱に端側縫合す
るための十分な長さが残っていない場合は，PL
を採取して橋渡しすることで端側縫合を行っても

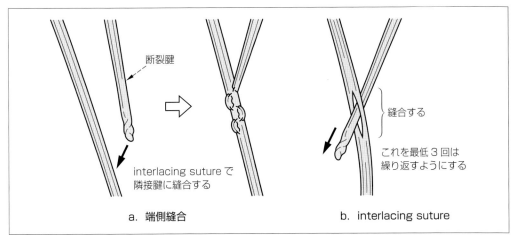

図 2.

a. 端側縫合

b. interlacing suture

断裂腱

interlacing suture で
隣接腱に縫合する

縫合する

これを最低 3 回は
繰り返すようにする

良い.

b）腱移行：3 本以上の腱断裂症例，隣接腱が健常でない場合，また断裂腱が短く端側縫合が難しい場合などに主に用いられる．頻用されるのは示指固有伸筋腱（EIP）であり，示指 MP 関節部に加えた小皮切部から EIP を切離して手関節部の皮切部に引き出した後，断裂腱の断端へ前述のように interlacing suture する．**図 3** に EDM 断裂例において EIP を移行する方法を例として示す．縫合する際のバランスを決定するのはやや難しく，EIP 断端が原位置の高位になるまで遠位に牽引したとき，腱断裂した指の MP 関節が resting position にある健常指よりわずかに強めの伸展になるようなバランスで縫合するようにしている．なお EIP を移行後にも示指 MP 関節の伸展力・独立伸展には大きな影響が出ないことが普通である．同関節の過伸展まではできなくなる場合が多いが，日常生活動作に障害を生じることは稀である．力源として EIP の他に長橈側手根伸筋腱[4]，中指や環指の浅指屈筋腱[5] などを用いる場合もある．ただし長橈側手根伸筋は滑走距離および長さが短いため，断裂腱に十分な長さがある場合に限られるが，他に用いることができる力源がない場合は，PL による橋渡しと併用して用いる場合もある．浅指屈筋腱（FDS）を力源として用いる場合，環指が用いられることが多い．筆者は尺側指の把握動作における重要性を考慮し，中指の FDS を用いることもある．手掌指節皮線上に加えた横切開か

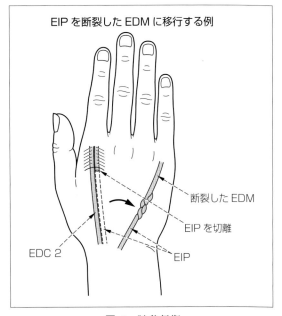

EIP を断裂した EDM に移行する例

断裂した EDM

EIP を切離

EDC 2

EIP

図 3. 腱移行術

ら浅指屈筋腱の 2 本の slip を分離しておき，次いで前腕掌側の遠位端中央に置いた小皮切から FDS を同定し，先に分離しておいた手掌部の slip を切離し前腕の皮切部へ引き抜く．同 FDS は遠位橈骨尺間の骨間膜に開けた切開を通してその断端を背側へ誘導し，前述したような腱移行に用いる．

c）腱移植による橋渡し：端側縫合や移行する力源にできる腱が残存していない場合に主に選択される．また前述したように，各種再建方法で腱の長さが十分でない場合にも行われることがある．PL が残存していれば移植腱として最適であ

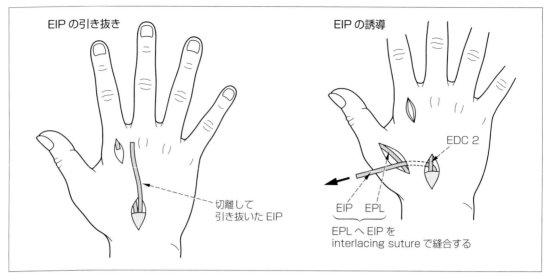

EIP の引き抜き

EIP の誘導

EDC 2

切離して
引き抜いた EIP

EIP   EPL

EPL へ EIP を
interlacing suture で縫合する

図 4. EPL 断裂の EIP による再建

るが[6]. 欠損例やすでに採取済みの場合などは橈
側手根屈筋腱などを採取して用いる. PL は前腕
掌側遠位端部から前腕にかけて加えるいくつかの
小皮切から同定し, 近位の筋腱移行部近くで切離
して遠位端部の皮切部から引き抜くことで採取す
る. 断裂腱の近位断端を十分に牽引して癒着を解
除して十分な滑走性があることを確認したのち,
同部および断裂腱の遠位断端に採取した腱を
interlacing suture する. 腱のテンションを決定す
ることが最も難しいが, 術後の緩みを考慮し,
resting position で健常指よりやや強い伸展とな
るようにしている.

いずれの再建方法においても, 手関節部の他動
可動性が保たれている場合は dynamic tenodesis
が健常指と同様であることで腱縫合のテンション
が適切であることを確認できる. ただし RA では
変形により手関節の可動域が少ないもしくは強直
しているような場合も多いため, 縫合の段階で可
能な限り注意深くテンションを決定することが重
要である.

2）EPL 断裂

EIP の移行術を行う. EIP の欠損例や用いるこ
とができない場合は, EDM の移行, あるいは短
橈手根伸筋の PL による橋渡し縫合などを検討す
る. EIP を前述の方法で母指近位皮切部に引きい
たのち, EPL へ 2～4 回 interlacing suture を行う
（**図 4**）. EIP 断端が示指 MP 関節部での切離部と

同高位になるよりも若干強めに牽引した状態で,
手関節中間位で手掌を手台に置いた状態において
母指爪甲の指尖中央部が 20 mm 挙上されるテン
ションでの縫合としている[7]. 縫合後, 手関節の
可動性がある場合は必ず適切な dynamic tenode-
sis であること, すなわち指節間(IP)関節は手関
節の他動深屈曲時に完全伸展し, 他動伸展時には
中等度屈曲し, かつ他動的に無理なく完全屈曲で
きることを確認する.

後療法

1. 手関節部

RA における手指伸筋腱断裂の外科治療におい
ては, 前述したように尺骨頭の背側亜脱臼が主な
原因であり, 伸筋腱再建の他に, 何らかの尺骨頭
の処理を同時に行うことが普通である. 多くの例
で, 尺骨頭を橈骨遠位部に固定する尺骨棚形成術
(Sauve-Kapandji 法)や尺骨頭の切除術(Darrach
法)が行われ, 時に手関節部分固定術や全固定術
が行われる場合もある. Sauve-Kapandji 法では
尺骨頭の橈骨への骨接合を行うため, 術後 3 週間
の掌側前腕外固定は必要である. その後は固定を
解除し制限なく手関節の自動・他動運動を行う
が, 後述するように伸筋腱再建後には手関節を含
めた固定装具を装着することが多いため, その場
合は必然的に装具が解除されてから手関節の可動
域訓練を行うことになる. なお, 手関節への軸圧

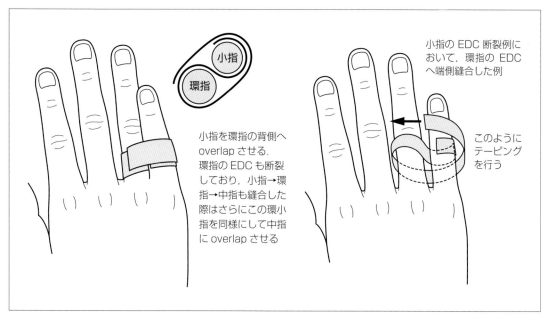

図 5. 減張位固定

内の図中テキスト:

小指
環指

小指を環指の背側へ
overlap させる.
環指の EDC も断裂
しており，小指→環
指→中指も縫合した
際はさらにこの環小
指を同様にして中指
に overlap させる

小指の EDC 断裂例に
おいて，環指の EDC
へ端側縫合した例

このように
テーピング
を行う

は少なくとも術後 8 週は避ける．Darrach 法は単純な尺骨頭の切除であるため外固定は行わない場合もあるが，軟部組織の安定をはかる目的で同様に術後 3 週程度の外固定を行う場合もある．外固定を行わない場合でも，術後 3 週程度は手関節の他動運動は避け，無理のない自動運動に留めるほうが良いであろう．ただし軸圧は術後 4 週程度から許容されると考える．部分固定や全固定の場合に関してはその詳細術式や骨質などにより後療法のプランは異なってくるため，ここでは割愛する．

2．EDC 断裂

1）減張位早期運動療法

端側縫合の場合は，石黒法[8]に基づいた減張位テーピングを行う．断裂した小指の EDC を環指の EDC に端側縫合した場合のテーピング法を**図5**に示す．理論上縫合部には力学的ストレスはかからないため，早期から特に制限なく MP 関節の自他動屈伸運動を開始することができる．テーピングは 24 時間継続するが，外来通院で後療法を進める場合，自宅・職場での生活でテープの汚れやズレ，剝がれが生じる場合がある．その場合は患者もしくは家族による再テーピングが必要になるが，石黒法によるテーピングは非医療従事者にとっては難しい場合もある．指導することで患者や家族が石黒法に基づいたテーピングが可能にな

れば理想的であるが，それが難しい場合には，強固な縫合力を有する interlacing suture を行ったことを考慮すると，テーピングは必ずしも減張位である必要はなく，端側縫合を行った腱同士によって伸展される複数の指の MP 関節が同一の伸展・屈曲動作となるような単純な隣接指テーピングでも許容され得ると考えている．隣接指テーピングであれば非医療従事者にも容易であり，また入浴時などには毎回テープを貼り替えるようにすれば，患肢を必ずしも水から保護する必要はなく，ある程度清潔に保つことが可能となる．隣接指テーピング下での早期運動療法において腱縫合部の離開などをきたした症例は，現時点で自験例においてはみられていない．テーピングは術後 6 週で除去してフリーとしている．

2）腱移行・腱移植

a）Dynamic splint：後療法時には dynamic splint が用いられることが多い．各社より種々の製品が販売されているが，手関節の伸展が 30°以上の状態で EDC の緊張はなくなるとされるため，手関節伸展 30°の状態を保った状態で手指 MP 関節の伸展 0°をゴム牽引により維持する splint が望ましい（**図6**）．術後 3〜5 日後から装着し，MP 関節は屈曲 70°，近位指節間（PIP）関節は 90°までの屈曲を目安に自動屈曲運動を 10 分間に 1 回以上の

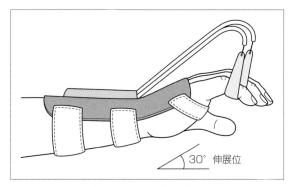

30° 伸展位

図 6. Dynamic splint

ペースで行い，術後 6 週まで継続する[9]．上記の角度までに屈曲を制限する屈曲ブロックを装具に加えても良い．なお，変形のために手関節の伸展位をとることが難しい場合は，上記の屈曲角度を 1/2 程度に抑えるように屈曲ブロックを加えるようにする．作業療法時には自動屈曲角度の指導を十分に行う．夜間は手指伸展位を維持できる掌側装具を装着する．術後 7 週以降は splint を外し，制限は設けずに自他動屈曲・伸展運動を継続する．

b）外固定：Dynamic splint は有効な装具であるが，一般的に手指部分は大型となり，また特殊な外観を有してもいるため患者の抵抗感が少なくない場合がしばしばであり，外来通院を中心に後療法を進める場合は装着の継続が難しい場合がある．

そのため dynamic splinting を行わず外固定を中心に後療法を進めることが有効な場合もある．手関節 45° 伸展・MP 関節 50° 以上の屈曲位で掌側外固定を行い，術翌日から術後 3 週までは MP 関節と IP 関節の同時自動伸展運動，および MP 関節伸展を維持したままの PIP 関節の自動屈曲運動を 4 回 1 セットとして 1 日 4 回行う．術後 4 週から MP および IP 関節の自動屈曲運動を開始する[10]．

以上の後療法を外来通院で行う場合，作業療法士は患者の来院時に上記の訓練内容をよく指導し，自宅でも患者に継続してもらう必要がある．患者の基礎状態やキャラクターから複雑なプロトコルを自宅でも継続してもらうことが難しい場合は，MP 関節伸展位での掌側外固定を術後 4 週間継続し，その後に固定を外し自他動可動域訓練を開始するのもやむを得ない．また変形により手関

節の伸展位固定が難しい場合も同様である．なお RA においては手指の伸展拘縮は比較的起こりにくい印象がある．いずれの方法においても，移行を受けた腱の指は別個の動きをしないように術後 6 週まではテーピングで動きをまとめるようにしておく．

3．EPL 断裂

術後は基本的には EDC と同様に，手関節を 30° の伸展位に保つ掌側外固定と母指のゴム牽引による伸展を組み合わせた dynamic splint を装着し，早期からの母指 MP および IP 関節の自動屈曲運動を術後 6 週間継続したのち，splint を解除して自他動での屈曲伸展運動を継続する．あるいは母指 MP・IP 関節を完全伸展，かつ対立位での掌側外固定を術後 4 週継続し，その後は夜間のみ固定を行うようにして日中の自他動による可動域訓練を開始する．なお夜間固定は術後 6 週継続する．

文 献

1) Vaughan-Jackson OJ：Rupture of extensor tendons by attrition at the inferior radio-ulnar joint；report of two cases. *J Bone Joint Surg Br*, **30**(3)：528-530, 1948.
   Summary RA における尺骨背側亜脱臼とそれによる手指伸筋腱断裂について報告した最初の文献．

2) Sivakumar B, et al：Synovial hypoxia as a cause of tendon rupture in rheumatoid arthritis. *J Hand Surg Am*, **33**(1)：49-58, 2008.

3) Williamson SC, Feldon P：Extensor tendon ruptures in rheumatoid arthritis. *Hand Clin*, **11**(3)：449-459, 1995.
   Summary RA における伸筋腱断裂の再建手技について解説されている．

4) Boyce T, et al：Clinical and experimental studies on the effect of extensor carpi radialis longus transfer in the rheumatoid hand. *J Hand Surg Am*, **3**(4)：390-394, 1978.

5) Nalebuff EA, Patel MR：Flexor digitorum sublimis transfer for multiple extensor tendon ruptures in rheumatoid arthritis. *Plast Reconstr Surg*, **52**(5)：530-533, 1973.

6) Mountney J, et al：Free tendon interposition grafting for the repair of ruptured extensor tendons in the rheumatoid hand. A clinical and biomechanical assessment. *J Hand Surg Br,* **23**(5)：662-665, 1998.

7) 森谷浩治ほか：長母指伸筋腱皮下断裂に対し局所麻酔下に施行した固有示指伸筋腱移行から得た新知見. 日手会誌, **26**：275-278, 2010.

8) Ishiguro T, et al：Tension-reduced early mobilization for reconstruction of ruptured extensor tendons in the rheumatoid hands. *J Jpn Soc Surg Hand,* **6**：509-512, 1989.
   Summary 伸筋腱再建術後の減張位テーピング下

における超早期運動療法について報告した最初の文献.

9) Browne EZ, et al：Early dynamic splinting for extensor tendon injuries. *J Hand Surg,* **14**A：72-76, 1989.
   Summary 伸筋腱断裂修復後のdynamic splintを用いた後療法が解説されている.

10) Sylaidis P, et al：Early active mobilization for extensor tendon injuries. *J Hand Surg,* **22**B：594-596, 1997.
    Summary 伸筋腱断裂修復後，外固定用いた後療法に関する報告.

SOKU-IKU GAKU

足育学

好評

外来でみる
フットケア・フットヘルスウェア

編集：高山かおる 　埼玉県済生会川口総合病院 主任部長
　　　　　　　　　　一般社団法人足育研究会 代表理事

2019 年 2 月発行　B5 判　274 頁　定価（本体価格 7,000 円＋税）

治療から運動による予防まで
あらゆる角度から「足」を学べる足診療の決定版！

解剖や病理、検査、治療だけでなく、日々のケアや爪の手入れ、
運動、靴の選択など知っておきたいすべての足の知識が網羅されています。
皮膚科、整形外科、血管外科・リンパ外科・再建外科などの**医師**や**看護師**、
理学療法士、**血管診療技師**、さらには**健康運動指導士**や**靴店マイスター**など、
多職種な豪華執筆陣が丁寧に解説！
初学者から専門医師まで、とことん「足」を学べる一冊です。

CONTENTS

序章　「あしよわ分類」を理解する
Ⅰ章　足を解剖から考える
Ⅱ章　足疾患の特徴を学ぶ
Ⅲ章　検査で足を見極める
Ⅳ章　足疾患の治療を知る
Ⅴ章　足のケア・洗い方を指導する
Ⅵ章　フットウェアを選ぶ
Ⅶ章　忘れてはいけない
　　　　歩き方指導・運動
Ⅷ章　まだまだ知っておきたい
　　　　足にまつわる知識
巻末　明日から使える「指導箋」

セルフケア指導
ができる
「指導箋」付き！

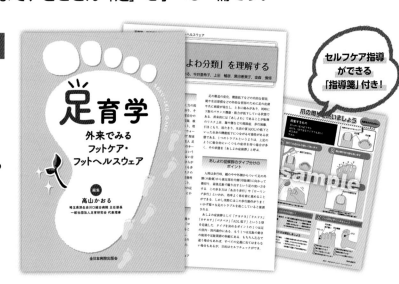

 全日本病院出版会　〒113-0033 東京都文京区本郷 3-16-4　Tel：03-5689-5989
　　　　　　　　　　　　　www.zenniti.com　　　　　　　　　　　　　　Fax：03-5689-8030

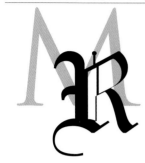

特集／手外科リハビリテーション診療

新鮮屈筋腱・伸筋腱損傷に対する リハビリテーション

金城養典*1　矢野公一*2　辻　陽平*3
髙松聖仁*4　日高典明*5

Abstract　新鮮屈筋腱・伸筋腱損傷に対するリハビリテーションについて述べる. ZoneⅠ～Ⅳ屈筋腱損傷に対するリハビリテーションは, 早期自動運動療法(EAM)の治療成績が最も良好であるが, その施行にあたっては強固な腱縫合法の施行と精通した後療法の実施が必要である. 一方, ZoneⅤについては, 合併する神経血管損傷などの理由から固定法が選択される場合が多い. 新鮮伸筋腱損傷に対するリハビリテーションは, 指背腱膜部のZoneⅠ～Ⅴと固有腱部のZoneⅥ～Ⅶで大別される. ZoneⅠ～Ⅴについては, 皮下断裂が多いこと, 縫合を行っても腱が薄く強固な縫合は困難であり固定法が選択される. ZoneⅥ～Ⅶについては, 腱は太く抗張力を持つ縫合が可能であるため, 固定法だけでなくEAMなどの選択肢もある. 屈筋腱・伸筋腱損傷のリハビリテーションにおいては, 腱縫合法と運動療法についてのバイオメカニクスを十分に理解したうえで治療を行う必要がある.

Key words　屈筋腱損傷(flexor tendon injury), 伸筋腱損傷(extensor tendon injury), リハビリテーション(rehabilitation)

新鮮屈筋腱損傷後のリハビリテーション

新鮮屈筋腱損傷後のリハビリテーションは非常に重要であり, 手術手技と同様に最終成績に強く影響する. 固定法から早期自動運動療法(early active mobilization；EAM)まで様々な方法が報告されているが, Chesneyらのsystematic reviewでは, Strickland評価におけるexcellent/goodがKleinert法で67%, Kleinert法とDuran法の併用で73%であるのに対して, EAMは94%であり有意に成績良好とされている[1]. EAMでは自動屈曲を行うため, 再断裂が危惧されるところではあるが, 各後療法において再断裂率に有意な差はなく, 概ね5%程度とされている. 以上より, EAMを選択したいが, その実施にあたっては, ① 強固な腱縫合法, ② 術後3週間の入院リハビリテーション, ③ 後療法に精通したハンドセラピストまたは作業療法士(occupational therapist；OT)の存在, ④ 患者の良好なコンプライアンスが必要条件である. よって, 主治医の施設の環境と患者背景を総合的に勘案して, 後療法を適切に選択する必要がある. 本稿では著者らの施設で主に行っている新鮮屈筋腱損傷に対するEAMを中心に述べる.

*1　Yasunori KANESHIRO, 〒590-0064 大阪府堺市南安井町1-1-1　清惠会病院整形外科, 副部長・手外科マイクロサージャリーセンター, センター長
*2　Koichi YANO, 同病院整形外科, 副部長補佐・手外科マイクロサージャリーセンター, 副センター長
*3　Yohei TSUJI, 同病院リハビリテーション科
*4　Kiyohito TAKAMATSU, 淀川キリスト教病院整形外科, 主任部長
*5　Noriaki HIDAKA, 大阪市立総合医療センター整形外科, 部長

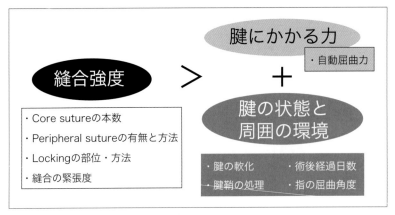

図 1. 屈筋腱縫損傷に対する EAM のバイオメカニクス
① 縫合強度は core suture の本数，周囲縫合の有無とその方法，locking
の部位と方法，縫合の緊張度から規定される．② 腱にかかる力は自動屈
曲力，③ 腱の状態と周囲の環境は腱の軟化や術後経過日数による腱の状
態，またまた腱鞘の処理の方法や屈曲角度に規定される．後療法の実施
にあたっては，縫合された腱の抗張力が後療法に耐え得る状態（① ＞
② ＋ ③）であることを常に意識しておく必要がある．

国際区分 Zone I〜Ⅳ 新鮮屈筋腱腱損傷に対する EAM

筆者の施設では，Zone I〜Ⅳの新鮮屈筋腱損傷
について，上記の条件を満たす場合には基本的に
EAM を適応としている．屈筋腱損傷に対する
EAM のバイオメカニクスにおいては，① 縫合強
度，② 腱にかかる力，③ 腱の状態とその周囲の環
境が相互に影響している．① 縫合強度は，core
suture の本数，周囲縫合の有無とその方法，lock-
ing の部位と方法，縫合の緊張度から規定される．
② 腱にかかる力は自動屈曲力，③ 腱の状態と周
囲の環境は腱の軟化や術後経過日数による腱の状
態，また腱鞘の処理や指の屈曲角度に規定され
る．後療法の実施にあたっては，縫合された腱の
抗張力が後療法に耐え得る状態（① ＞ ② ＋ ③）であ
ることを常に意識しておく必要がある（図 1）．

1．手術手技

EAM を行うには，軽い握り（平均 2 kgf，最大
4 kgf）[2] を許容する縫合強度を持つ縫合法を選択
する必要がある．よって，深指屈筋（FDP）腱の縫
合法は，吉津法や triple loop 法などの 6-strand 腱
縫合法を行い（図 2-a，b）[3]，断端から 7〜10 mm
の部分に緊張をかけて locking を作成する（図 2-
c，d）[4]．また，縫合強度の向上とスムースな腱の
滑走の目的で，必ず全周性の周囲縫合（図 3）も行

う．浅指屈筋（FDS）腱は FDP 腱の滑動床と指屈
曲力の再建という意義から基本的には修復する方
針としているが，FDP 腱や腱鞘と干渉し滑動に制
限を認める場合には half slip の切除を考慮する[4]．
また，縫合後に指の自動または他動屈曲伸展を行
い，縫合部が腱鞘に干渉する場合には腱鞘を十分
に切開し，縫合部がスムースに動くことを確認す
る[5]．また，自動または他動運動後に縫合部に離
開が生じていないことも確認しておく．

2．後療法（表 1）

1）0〜3 週

術後より，手関節 0°，MP 関節屈曲 40°，PIP
関節以遠はフリーとした背側スプリントを装着す
る（図 4）．背側スプリントを PIP 関節レベルまで
とする理由は，PIP 関節の屈曲拘縮を予防するた
めの虫様筋エクササイズを行いやすくするためで
ある[6]．術翌日より，他動屈曲自動保持（place and
hold，図 5）[7]，Duran 法（図 6）[8] を中心とした OT
監視下のリハビリテーションを 1 回 40 分，午前・
午後の 2 回実施する．OT 指導後の自主訓練は 10
回/1 時間とし，Klinert 変法に準じて他動屈曲・
自動伸展運動を行う（図 7）．夜間は軽度屈曲位で
やわらかい包帯で固定し，不意な屈曲時の抵抗と
ならないようにする．EAM においては，腱の軟
化による術後早期の張力低下は起こらないとされ

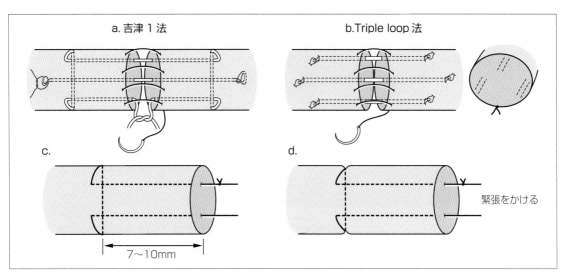

図 2. 6-strand 腱縫合法

$\dfrac{a\ |\ b}{c\ |\ d}$

a：吉津 1 法
b：Triple loop 法
腱縫合における locking の部位は断端より 7～10 mm の部分(c)に，緊張をかけて(d)行う.

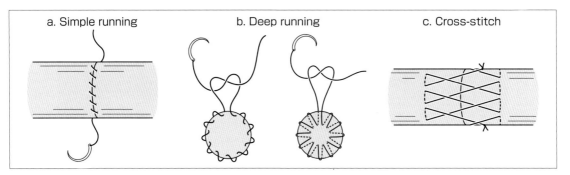

図 3. 各種周囲縫合法
a：Simple running(1 kgf)
b：Deep running(2 kgf)
c：Cross-stitch(3 kgf)

表 1. 後療法のスケジュール

週	0	1	2	3	4	5	6	7	8	9	10	11	12
屈曲		Holding											
		Mild な自動屈曲	自動屈曲, Mild blocking, Tendon gliding(段階的に増強), Friction massage										
							抵抗運動(段階的に増強)						
伸展		自動伸展											
		Duran 法			Mild な他動伸展		他動伸展(段階的に増強)						
手関節		わずかな手関節運動(手指屈曲位)					手関節と手指の同時伸展(0°から段階的に増強)						
スプリント		背側ブロックスプリント(リハ時除去)					夜間のみ						
		wedge splint(必要時)			IP 伸展cuff		Blocking splint, Safety splint						
										Joint jack			
ADL		患手の使用禁止						軽作業			車の運転許可		フリー

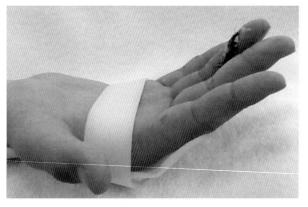

図 4.
EAM に用いる背側スプリント
前腕から PIP 関節までを，手関節屈曲 0°，MP 関節屈曲 40° で外固定する.

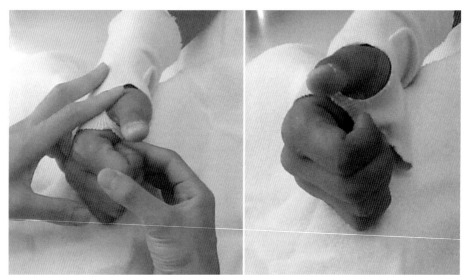

図 5. OT 監視下での EAM の実際   a | b
スプリントは外して施行する. 指尖部が手掌につくまで他動屈曲を行い(a)，その状態を保持する(b).

ており[9]，術後 1 週目からは浮腫の程度を見ながら，mild な自動屈曲から併用し，その後段階的に増強していく. 術後 3 週程度で，患者が後療法と注意点を十分理解できていることを確認して退院し，通院リハビリテーションへと移行する.

2）4〜6 週

4 週目からは外来通院リハビリテーションを行う. 頻度は 2〜3 回/週で 1 回 20〜40 分としている. 自主訓練ができており，自動可動域の低下がないことを毎回確認する. DIP・PIP 単独の自動運動を行い，mild な他動伸展も段階的に開始する. 当院ではオリジナルのブロッキングボードを作成して，ブロッキングエクササイズを行っている(図 8). これは，緊張位から減張位へ段階的に IP 関節のブロッキングエクササイズが簡便に可

能であり，有用性を感じている.

3）7〜12 週

7 週目で背側スプリントは除去し，軽作業を許可する. この時期に多くにみられる PIP 関節の屈曲拘縮に対して safety pin splint(図 9-a)，joint jack splint を用いて拘縮解離を行う. また，weight pulley exercise や粘土などを用いた筋力増強訓練による，より強力な自動屈曲練習を行い，残存する癒着の剥離を行う(図 9-b). 10 週目からは車の運転を許可する. 12 週目からは，ADL free として，抵抗運動や荷重を許可する.

Zone V 新鮮屈筋腱損傷に対する固定法

Zone V 損傷は，スパゲッティリストなどの多数腱断裂に加えて，主要な神経・血管損傷を合併す

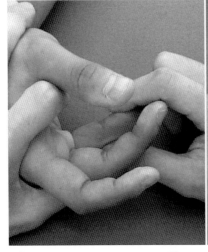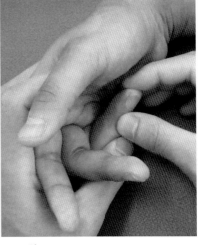

a｜b

図 6．Duran 法

　原法は腱の癒着予防が目的であるが，IP 関節の屈曲拘縮の予防の意味もある．対象となる関節の近位 2 関節を十分屈曲させて，縫合部に無理な力がかからないように関節を伸展する．

　a：手関節・MP 関節を屈曲させて PIP 関節の他動伸展を行う．
　b：MP・PIP 関節を屈曲させて DIP 関節の他動伸展を行う．

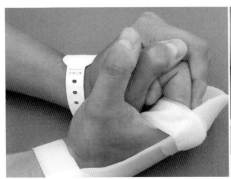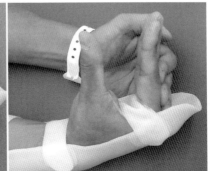

a｜b

図 7．患者自身による EAM の実際

　健側の手を用いて他動屈曲を行い(a)，次いで自動伸展を行う(b)．

$\dfrac{a|b}{c|d}$

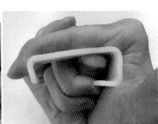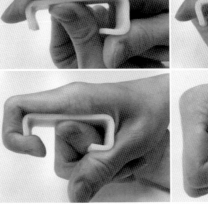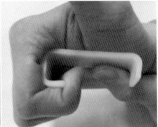

図 8．
ブロッキングボードを用いた IP 関節屈曲練習の実際

　a：MP・PIP 関節伸展位で DIP 関節を自動屈曲する．
　b：MP 関節屈曲位，PIP 関節伸展位で DIP 関節を自動屈曲する．
　c：MP 関節伸展位で PIP・DIP 関節を自動屈曲する．
　d：MP 関節屈曲位で PIP・DIP 関節を自動屈曲する．

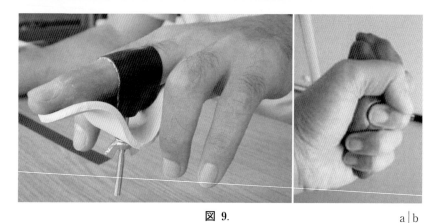

図 9.

a : Safety pin splint
b : 粘土を用いた筋力増強訓練. 残存する癒着の剝離を行う.

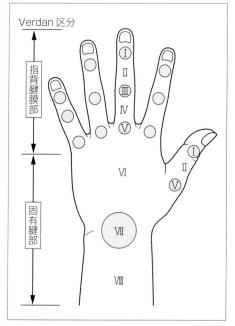

図 10. Verdan 区分
Zone I 〜 Vは手背腱膜部, VI〜VIIIは固有
腱部である.

ることが多く, EAM の施行が困難である場合が多い. 前腕部は手指部とは異なり, 腱鞘や手根管などの狭い空間が存在せず, 方形回内筋などの良好な滑動床と脂肪組織の豊富な皮下の間に腱が存在するため, いったん癒着が起こってもその後の運動練習で剝離されやすいため, 固定法を主に選択している. また, 入院治療が難しい場合, 患者コンプライアンスの問題などから EAM の実施が困難な Zone I 〜 III 新鮮屈筋腱損傷についても, 固定法を行う場合もある.

後療法は, 手関節屈曲 30°, MP 関節屈曲 60°, PIP・DIP 関節伸展 0°で背側スプリントをあて, 指先まで包帯固定を行う. 自動屈曲は禁止し, 外固定を終日 3 週間行う. ギプス固定は掌側の固有指にかかる部分が不意な自動屈曲時の抵抗となるので行わない. 外固定除去後は, EAM のメニューに準じて後療法を行う. 術後 6 か月以上のリハビリテーションを施行した症例において, 自動可動域の改善がプラトーに達し, 他動可動域の差があり屈筋腱の癒着を認める症例は, 術後 1 年までに腱剝離術を考慮する.

新鮮伸筋腱損傷のリハビリテーション

新鮮伸筋腱損傷は, 損傷部位(Verdan 区分, **図 10**)によってリハビリテーションが異なる. 指背腱膜部である Zone I 〜 Vは皮下断裂が多いこと, 縫合を行う場合でも腱が薄いため強固な縫合は困難であることから固定法が適応となる. 固有腱部である Zone VI 〜 VIIIなどは鋭利切創などによる損傷が多く, 腱に太さがあるため locking suture などの抗張力を有する縫合法も可能である. よって, 後療法は固定法から各種装具やスプリントを用いた EAM まで報告がある. 本稿では, Zone 別に後療法を述べる.

1. Zone I

Zone I の伸筋腱損傷は, 終止腱の皮下断裂である腱性槌指が多い. 背側アルフェンスシーネを用いて DIP 関節伸展 0°, PIP・MP 関節はフリーで 2 か月間終日固定する. 2 か月目にシーネを外し,

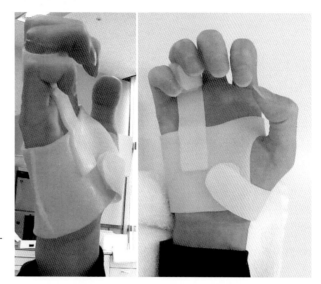

図 11.
伸筋腱脱臼に対するスプリント
罹患指の MP 関節伸展 0°，PIP 関節以遠はフリー
とし，約 6〜8 週間装着する．

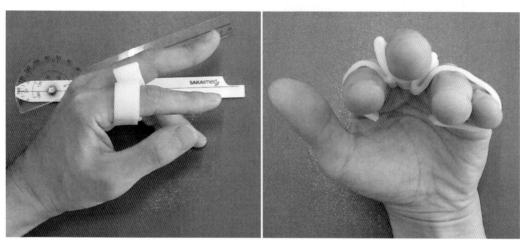

図 12．ICAM 法で用いるスプリント 'yoke'
患指の MP 関節を他の指に対して伸展 20°に保持することで，減張位を保持する．'yoke'は術後約
7 週間，手関節伸展装具（伸展 20°）は 5 週間装着する．

DIP 関節の伸展不全がないことを確認したうえ
で，自動屈曲のみ許可して，さらに 1 か月の夜間
シーネ固定を行う．外固定除去後は伸展拘縮があ
るが，他動屈曲は禁止する．3 か月目の診察時に
伸展不全がないことを確認して外固定終了とし，
ADL フリーとする．伸展不全が残存する場合に
は夜間シーネを 1〜2 か月追加する．軽度の DIP
関節の伸展拘縮は残っても良いと考えて治療して
いる．

2．Zone Ⅲ

Zone Ⅲ は，中央索の皮下断裂が多く，ボタン
ホール変形を呈する．受傷後 4 週程度までは，保
存的治療に反応する場合が多い．PIP 関節伸展

0°，MP・DIP 関節はフリーとして，シーネによ
る外固定を 6〜8 週間程度行う．外固定除去後は，
PIP 関節の自動屈曲のみ許可して運動練習を行
う．伸展不全が残存する場合には，夜間固定の追
加を行う．

3．Zone Ⅴ

この部位の皮下断裂は，橈側 sagittal band の損
傷による伸筋腱脱臼が多い．基本的には保存療法
の良い適応である．罹患指の MP 関節伸展 0°，
PIP 関節以遠はフリーとする装具を作成し（図
11），約 6〜8 週間装着する．

4．Zone Ⅵ〜Ⅶ

この部位は外傷による鋭利断裂や挫滅断裂が多

い．固定法では，手関節伸展 30°，MP 関節屈曲
20°，PIP 関節伸展 0° でギプス固定を 4 週間行う．
その後，MP 関節の自動運動練習および腱固定効
果を利用した手関節の運動練習を開始する．術後
12 週で ADL フリーとする．この部位は腱も太く，
早期運動療法に耐え得る縫合法が可能であるので
装具やダイナミックスプリントを用いた EAM も
報告されている．その 1 つに，immidiate con-
trolled active motion（ICAM）法がある[10]．これ
は，'yoke' と呼ばれる装具を使用し，患指を減
張位に保持して自動運動練習を行う方法である
（**図 12**）．'yoke' は術後約 7 週間，手関節伸展装
具（伸展 20°）は 5 週間行う．固定法と比較して優
れた治療成績が報告されている．

文 献

1）Chesney A, et al：Systematic review of flexor
tendon rehabilitation protocols in zone Ⅱ of the
hand. *Plast Reconstr Surg*, **127**：1583-1592, 2011.

2）Schuind F, et al：Flexor tendon forces：in vivo
measurements. *J Hand Surg Am*, **17**：291-298,
1992.
　Summary 指自動屈曲で腱にかかる力について記
されており，バイオメカニクスの理解に必須であ
る．

3）Moriya K, et al：Clinical outcomes of early active
mobilization following flexor tendon repair using
the six-strand technique：short- and long-term
evaluations. *J Hand Surg Eur*, **40**：250-258, 2015.

4）Wu YF, Tang JB：Recent developments in flexor
tendon repair techniques and factors influencing
strength of the tendon repair. *J Hand Surg Eur
Vol*, **39**：6-19, 2014.
　Summary 近年の屈筋腱損傷に対する手術手技と
リハビリテーションについて理解すべき事項に
ついて総括的に記載されている．

5）Moriya K, et al：Clinical results of releasing the
entire A2 pulley after flexor tendon repair in
zone 2C. *J Hand Surg Eur*, **41**：822-828, 2016.

6）金城養典ほか：Zone Ⅱ 屈筋腱損傷に対する早期
自動運動療法　治療成績に影響を与える因子の
検討．日手会誌，**30**：360-364，2013.
　Summary Zone Ⅱ 屈筋腱縫合におけるおける A2
pulley の取り扱いについて記されている．

7）Silfverskiold KL, May EJ：Flexor tendon repair
in zone Ⅱ with a new suture technique and an
early mobilization program combining passive
and active flexion. *J Hand Surg Am*, **19**：53-60,
1994.

8）Duran RJ HR：Controlled passive motion follow-
ing flexor tendon repair in zones 2 and 3. Amer-
ican Academy of Orthopaedic Surgeons Sympo-
sium on tendon surgery in the hand, pp. 105-
114, CV Mosby, 1975.

9）Kusano N, et al：Experimental study of two new
flexor tendon suture techniques for postopera-
tive early active flexion exercises. *J Hand Surg
Br*, **24**：152-156, 1999.
　Summary 屈筋腱損傷に対する早期運動療法では
腱の軟化による術後 1 週での張力低下はみられな
いことを証明している．

10）Howell JW, et al：Immediate controlled active
motion following zone 4-7 extensor tendon
repair. *J Hand Ther*, **18**：182-190, 2005.

MB Med Reha **No.244** : **25-33**, 2020

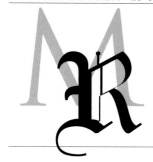

特集／手外科リハビリテーション診療

橈骨遠位端骨折
―スポーツ選手の手術治療・高齢者の保存治療―

細川高史*

　Abstract　　橈骨遠位端骨折は日常診療でよく遭遇する外傷の1つである．しかし青壮年はスポーツや事故といった比較的高エネルギー損傷で受傷するのに対し，高齢者は骨粗鬆症に合併する低エネルギー損傷であることが多く，同じ部位の骨折ではあるが治療法や手術の適応，治療成績も異なってくる．本稿では，前半はスポーツ選手の手術後リハビリテーションとして，主に掌側ロッキングプレート固定，リハビリテーション，スポーツ復帰について，後半は高齢者の保存治療の適応とリハビリテーションの実際について解説した．

　Key words　　橈骨遠位端骨折(distal radius fracture)，スポーツ選手(athlete)，高齢者(elderly people)，保存治療(conservative treatment)，リハビリテーション(rehabilitation)

はじめに

　橈骨遠位端骨折の発生率は10代前半と高齢者の二峰性に高い．20代以降の発生率は横ばいであるが，女性の発生率は閉経する50代前後から80歳頃まで上昇し続ける．一方，男性の発生率は青年期から老年期までごく緩やかに上昇していく．70歳以上の発生率は，若年と比べ男性で2倍，女性で17.7倍となる．本邦での発生率は人口1万人当たり10.9〜14人，男性：女性は1:3.2である．また利き手・非利き手での発生に差はないとされる[1]．小児期の骨折は骨の脆弱性により低エネルギーでも発生するが，青壮年の骨折は高エネルギーによることが多い．一方，高齢者の骨折は骨粗鬆症による低エネルギーの骨折であることが多い．本稿では前半は主に青壮年におけるスポーツ選手の手術後リハビリテーション，後半は高齢者における保存治療の適応とリハビリテーションの実際について解説する．

スポーツ選手の手術後リハビリテーション

　英国の報告によると，ある1年のスポーツによる橈骨遠位端骨折の競技種目は，サッカー約50%，スキー・スノーボード12%，ラグビー6〜7%であった．スキーや乗馬などスピードの出る競技は重症な骨折が多く，サッカーやラグビーは関節外骨折が多い[2)3)]．

1．小児の橈骨遠位端骨折

　橈骨遠位端骨折の治療は骨端性閉鎖前の小児であればギプスによる保存治療となることが多い．転位が大きくて手術治療となってもワイヤー固定されることが多いため，内固定材としての強度はそこまで期待できず，保存治療に準じた後療法となる．仮骨の架橋がしっかりと確認できるまで術後3週頃までは外固定をし，ギプスシャーレや装具を装着し手関節の可動域訓練を開始する．ワイヤーは腱との干渉となる可能性があるため，皮下に埋没した場合もなるべく早期に抜去し可動域訓

---

* Takafumi HOSOKAWA, 〒 378-0012 群馬県沼田市沼須町 910-1 利根中央病院整形外科，部長

練を進める．仮骨の架橋が確認できればサッカー，陸上などの上肢を使わない運動はこの時期から外固定下（ギプスシャーレや手関節装具）に許可するが，再転倒には十分注意させ，練習程度に制限する．小児は4週ほどで骨癒合を認めることが多いが，手を使う競技（野球，テニスなど）は手関節，指関節の可動域を回復する必要があり，下肢トレーニングと上肢のリハビリテーションに努め，本格的な手の使用は8週頃からとしたほうが良い．またボディコンタクトする競技（サッカーなど）は転倒による再骨折のリスクがあるため，競技復帰は8週頃とする．

2. 青壮年の橈骨遠位端骨折

骨端性閉鎖以降の青壮年は，全く転位がなければ前述の小児と同様の後療法で良いと考える．しかし整復を要するような転位があった場合は，整復位が良好な関節外橈骨遠位端骨折も掌側ロッキングプレート（VLP）で内固定したほうが1年間を通じてDASH scoreが良好であるという報告もあり[4]，多少でも転位や粉砕を認めれば，早期の競技復帰を望む選手にはVLP固定が第一選択と考えている．手術にて骨折部の安定性が得られれば手関節の外固定を1週間行い，手関節可動域訓練を開始する．骨折が関節面の粉砕を伴っており安定性が不十分な場合は可動域訓練開始時期を遅らせる．

Hankerらがアスリートの関節内橈骨遠位端骨折に手関節鏡を行った報告では，合併損傷はTFCC（三角線維軟骨複合体）損傷61%，舟状月状靱帯損傷8%，月状三角靱帯12%，月状骨周囲損傷7%，DRUJ（遠位橈尺関節）不安定性9%，背側関節包損傷70%，手根骨軟骨骨折22%，関節内遊離体18%であった[5]．安部が一般人の橈骨遠位端骨折を対象とした手関節鏡視の報告ではTFCC損傷70.9%，月状三角靱帯損傷29%であり，橈骨遠位端骨折に伴う軟部組織の合併損傷は多い．ただし，これら合併損傷を一期的に治療する必要があるかが問題となる．安部の報告では非TFCC損傷群とTFCC損傷合併放置群（尺骨小窩断裂は除

く）を受傷3か月で比較したところ，術後3か月で掌背屈，DASH scoreは有意差なく，回内外，握力はTFCC損傷合併放置群のほうがむしろ有意に良好であった．舟状月状靱帯損傷に関しても135/146手は放置し，そのうち舟状骨月状骨解離による症状を起こしたものは5手だが，二期的再建を行った症例はなかったとしており，必ずしも修復は必要ないことがわかる．ただし尺骨小窩部の完全断裂には一期的再建の必要性を唱えており，明らかにDRUJの不安定性を有する場合は治療が必要と考える[6]．不安定性は明らかでなくとも，軟部損傷を認める（あるいは疑われる）場合は術後にシュガートング固定で前腕の回旋を制限し，軟部組織修復期間として3週間ほど外固定をするのが良いのではないかと考えている．

外固定中から手指訓練は開始し，フルグリップを獲得させる．上肢を使わない競技の場合は，術中に骨折の安定性が得られ，早期復帰希望があれば手関節装具を着用し，術後1週からでも復帰を許可するが，転倒や接触による再転位，再骨折のリスクは必ず説明する．可動域訓練が開始されたら，手関節の可動域獲得に努める．上肢を使うスポーツでは，その動作のための可動域を確認し，疼痛なく運動可能な可動域を獲得できたら練習を再開する．Hennらは骨癒合を前提として，可動域および握力がベースラインの80%以上となることを競技復帰の基準としている[7]．可動域，握力とも術後3か月で概ね回復し術後1年頃まで改善し続けるが[8][9]，当院の一般青壮年42名を対象とした自験例では可動域および握力が80%超まで回復するのに，背屈と回内外が2か月，掌屈と握力が6か月を要した（**図1**）．上肢を使うスポーツでは競技復帰は早くて2か月，あとは患者の回復状況と競技レベルを確認して復帰を検討すると良い．

3. VLP固定後の合併症[1]

1）伸筋腱断裂（0～30%）

掌側からのスクリューが背側皮質を貫けば，伸筋腱と接触し，滑走を妨げ，腱断裂のリスクが生

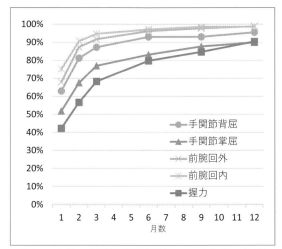

図 1. 当院の橈骨遠位端骨折 VLP 固定後の経過
（健側比）

17～64 歳までの 42 名が対象．健側比 80％まで回復するのに，背屈と回内外が 2 か月，掌屈と握力が 6 か月を要した．

じる．近位部はスクリューが必ず背側皮質を貫通しているため，その長さには注意が必要である．遠位部はスクリューまたはピンが背側骨片を貫かないのが原則であるが，テクニカルエラーとして背側皮質を貫くことがあり，特に Lister 結節部は術中の透視での確認がしづらいため注意が必要である．同部のスクリュー突出は長母指伸筋腱断裂を引き起こす．術中にスカイラインビューの確認や[10]，計測より 2 mm 短いスクリューの使用で予防する．

2）屈筋腱断裂（0～9.3％）

Palmar tilt の整復不十分によるプレート遠位の浮き上がり，watershed line より遠位へのプレート設置により，プレートと長母指屈筋腱あるいは深指屈筋腱との接触が起こり断裂のリスクが生じる．

3）関節内へのスクリュー穿破（0～7.1％）

プレート，遠位スクリューまたはピンの遠位設置，関節面の不十分な整復により起こり得る．

4）手根管症候群（0～9.9％）

橈骨遠位端骨折の掌側プレート固定後の手根管症候群発生は青年よりも壮年・老年で発生する[11]．手の使用は症状を増悪させる可能性はあるが，まずは保存的に手の使用を控えて経過をみて，症状が持続するなら骨癒合次第，抜釘と神経剥離，手根管開放術を施行しても良いと思われる．

5）CRPS（0～8.7％）

CRPS の徴候があれば早期に CRPS に対する投薬，リハビリテーションを開始する．上肢を使用しない競技であれば，希望があればプレーは可能と考える．

1)～3)は術者が正しい VLP 固定を行うことで予防可能である．今谷の提唱する"標準的"ロッキングプレート固定法を確認していただきたい[12]．術後の X 線や CT で確認可能であるし，関節運動や腱走行時の疼痛，軋音，局所の腫脹にも注意を払う．超音波検査で実際にスクリューやプレートと腱の接触を確認することも可能であり，明らかな徴候があれば骨癒合確認後，抜釘を行う．

スポーツ選手における橈骨遠位端骨折は，上肢を使わないスポーツでは早期復帰が期待できる．上肢を使うスポーツでは確実な骨癒合を待ち，機能的には 80％の回復を復帰の指標とする．患者（あるいはコーチ，家族）はスポーツ復帰への焦りがあるだろうが，この指標を基準に総合判断することが望ましい．

高齢者における保存治療の適応と
リハビリテーションの実際

1．保存治療の適応

橈骨遠位端骨折の手術治療と保存治療の境界となる明確な指標はない．手術推奨の指標として AAOS（米国整形外科学会）のガイドライン（**表1**）[13]，保存治療の X 線目標値として，佐々木の指標など

表 1. 手術を推奨する X 線パラメータ
AAOS ガイドラインでは整復後の X 線で下記を認める場合，手術を推奨している．

Ulnar variance	>3 mm
Dorsal tilt	>10°
関節内転位 または step off	>2 mm

（文献 13 より）

表 2. 骨癒合時の目標となる X 線パラメータ
佐々木は下記を満たせば，ほぼ満足な成績が得られることを報告した．

Ulnar variance	≦3 mm
Dorsal tilt	≦20°
Radial inclination	≧10°

（文献 14 より）

がある(**表2**)[14].

しかし高齢者では保存治療で変形治癒となっても患者の主観的評価は高いという報告や[15]手術治療(VLP)と保存治療において1年以上のフォローでは治療成績に有意差はないという報告が散見される[16)~18)].児玉らは保存療法でも可能な症例(許容範囲の矯正損失)であれば,手術治療で散見された合併症を考慮すれば,むしろ保存療法のほうが重篤な合併症は少なく,積極的な手術は控えるべきであると考察した[19].ただし前述の報告でも保存治療は手術治療と比べ少なくとも3か月は成績が劣るため,患者の希望,活動性,生活様式を必ず確認する必要がある.橈骨遠位端骨折ガイドライン2017では"活動性が高い,または早期に患肢の使用を要する高齢者には手術療法を提案しても良い"としている[1].筆者が考える指標は以下の通りである.

1)高齢者に手術を考慮する場合

① 仕事をしている,活動的な趣味があるなど中長期の中断が再開を不可能にさせる恐れがある

② 介護をしている,一人暮らしであるなど,手を早期使用できないことが本人および同居人の生活にかかわる

③ 下肢に不自由があり荷重肢となり得る

④ 開放骨折,整復後のX線評価で基準を大きく外れる高度な短縮,関節面の粉砕など,手術をしなければ手関節機能が失われることが予想される

2)高齢者保存治療の適応

① 整復後のX線評価で転位が許容範囲内である(AAOSガイドライン参考)

② 1か月超の外固定,最低3か月間の上肢機能低下があっても,その後の生活に"大きな支障"をきたさない

③ 高度認知症や廃用症候群があり,生活が自立していない

④ 重度合併症,重症糖尿病や,患側に血液透析のシャントがある

⑤ 患者が手術を望まない

以上のうち1つでもあてはまれば,保存治療の適応を考える

近年は活動的な高齢者,一人暮らしの高齢者や老老介護も多い.高齢者の橈骨遠位端骨折は,基本保存治療を考えるが,エコーガイド下の腕神経叢ブロックにより伝達麻酔での日帰り手術も十分可能となったため,筆者の施設では増加傾向にある.

2.保存治療のリハビリテーションの実際

橈骨遠位端骨折患者の保存治療において(手術治療においてもだが),まず重要なことは手指の拘縮を作らないことである.初期発生した手指拘縮はその後残存することも多い.

骨折の整復は,疼痛を伴っては十分な整復ができないため,我々は血腫麻酔(キシロカイン5 ml)もしくは鎖骨上でのエコー下腕神経叢ブロック(1%メピバカイン10 ml+2%メピバカイン10 mlまたは0.75%アナペイン10 ml+生食10 ml)を行い,透視下に整復を行っている.整復後,中間位から軽度掌屈位でシュガートング固定(最近は初めから背屈位ギプスとすることもある)を2週間ほど行い,手関節運動と回旋を制動する.その後は前腕ギプス固定を3週間ほど行い回旋運動はできるようにはするが,積極的には行わせない.およそ5週間の外固定にて仮骨が確認できたら可動域訓練を開始する.可能であれば受傷後まもなくからリハビリテーションのために通院してもらうことが望ましい.

手指の運動は受傷当日より開始する.上肢浮腫の継続はfibrosis(線維化)の原因つまり関節拘縮,腱癒着の原因となるため,早期に除去する必要がある[20].MP関節屈曲にて,水かき部の死腔は減少し,手の浮腫を予防する効果がある.フルグリップ獲得のためにもMP関節は必ず完全屈曲できるように,遠位手掌皮線を出して外固定しなければならない.Guptaの報告した背屈位ギプス固定は,手関節背屈位なのでMPも屈曲しやすく,グリップ獲得にも非常に有用な方法であり選択肢の1つとしている[21].母指も示指とのピンチ動作

ができるようにしておく.

5週頃外固定が外れたら，手関節の自動運動を開始する．6週からmild passive訓練も開始する．基本的に日中は外固定を外し，夜間のみ8週頃まで外固定を装着させる．高齢者は立つときに手を着いたり，杖をついたり，荷重する機会が多いため，8週頃あるいは骨癒合するまでは患肢荷重を禁止する．しかし実際には荷重していることも多い．どうしても荷重をする患者には，日中のギプスシャーレや手関節装具の装着もやむを得ないが，リハビリテーション通院をしてもらい，動作訓練，可動域訓練や，外固定着脱の指導をすることが望ましい.

前腕回内45°における手関節掌背屈はダーツスロー運動と呼ばれ，手根中央関節（mid-carpal joint）のみの運動である[22][23]．橈骨遠位端骨折において損傷のなく，動きの出やすい手根中央関節のダーツスロー運動でまず手関節の動きを拡大し日常での使用を増やしていき，さらに橈骨遠位端骨折で損傷し，拘縮しやすい橈骨手根骨関節（radio-carpal joint）のリバースダーツ運動を取り入れて拘縮を解除していく[24].

当院65歳以上の保存治療36名，平均年齢82.8歳の術後3か月の成績は，背屈61°（対側比90%），掌屈39°（72%），回外79°（92%），回内75°（91%），握力9.6 kg（54%），QuickDASH score 28.4点，Mayo wrist score 65点であった．最終フォローアップ（平均19か月）では，QuickDASH score 11.7点であった.

橈骨遠位端骨折保存治療における代表的な合併症[1]

1．手根管症候群（2〜22%）

初期固定時の手関節屈曲は手根管を狭窄させるため要注意である．症状の持続するもの，重篤なものは，手根管開放術を考慮する.

2．長母指伸筋腱断裂（0.4〜4.9%）

転位のほぼない骨折で時々経験する．ADL障害があれば，（固有）示指伸筋腱の腱移行などを考慮する.

3．CRPS（2〜26%）

発生すれば，最低限の手の使用にも支障をきたすため，早期にCRPSに対応した投薬，リハビリテーションを開始する.

4．許容できない変形治癒（15.6〜37.5%）および関節症の進行

疼痛が強くADLに支障をきたすようなら，手関節形成術（Sauvé-Kapandji法やDarrach法），矯正骨切り，関節固定術などを検討する.

症例提示

1．症例1：左橈骨遠位端骨折/AO分類A3. 左寛骨臼骨折（転位なし）（図2，表3）

84歳，女性．右利き

現病歴：自宅で転倒．前医にて上記認め徒手整復固定された．左寛骨臼骨折も認め，翌日当院に紹介入院となる.

既往歴：高血圧，糖尿病．いずれも内服

家族構成：長女家族と同居

前医でシュガートング固定とされていたが手関節掌屈強く，掌側骨片の転位が大きいことから，血腫麻酔下に再度整復し，掌側骨片が接近する背屈位ギプス固定とした.

入院直後より上下肢のリハビリテーションを介入した．2週間の非荷重後，部分荷重訓練を開始した．5週間の外固定後，左手関節の可動域訓練を開始した．受傷2か月で独歩退院となった.

受傷3か月時は握力1 kg，QuickDASH score 75点と成績不良であったが，受傷12か月では握力6 kg，QuickDASH score 15点となった．包丁を使っての料理や，家庭園芸ができるようになっていたが最終的に患側のフルグリップは獲得できなかった.

骨盤骨折があり上肢荷重の必要があったため手術の適応もあったと考えられたが，患者および家族と相談の結果，保存治療となった．回復には時間がかかり，手指の拘縮が残存してしまったのが残念であるが，1年後には元の生活が送れていた.

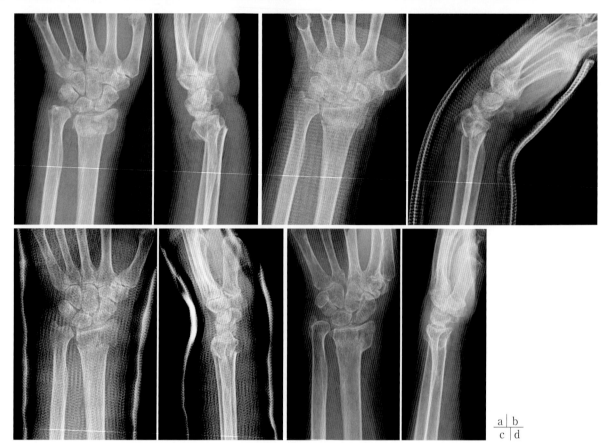

	a	b
	c	d

図 2. 症例 1：84 歳，女性

外固定中に矯正損失し，骨癒合時の X 線評価では radial incination 12.2°，
ulnar variance＋5 mm，palmar tilt 1.3°であった．
a：受傷時　　　b：前医整復固定後　　　c：当院再整復固定後　　　d：最終時

表 3. 症例 1：84 歳，女性

X 線	受傷時	整復直後	骨癒合時	矯正損失
RI [°]	14.4	17.1	12.2	−4.9
UV [mm]	4.9	3.6	**5**	1.4
PT [°]	−28.7	11.9	1.3	−10.6

	3 か月	6 か月	12 か月	健側
手関節背屈 [°]	55(79%)		60(86%)	70
手関節掌屈 [°]	40(57%)		50(71%)	70
前腕回外 [°]	80(89%)		80(89%)	90
前腕回内 [°]	70(100%)		70(100%)	70
握力 [kg]	1(8%)	4(31%)	6(46%)	13
QuickDASH	75	40.9	15	

太字は佐々木の目標値[14)]からパラメーターが逸脱したもの
RI：radial inclination　　UV：ulnar variance
PT：palmar tilt

2．症例 2：左橈骨遠位端骨折/AO 分類 A3（図 3，表 4）

87 歳，女性．右利き

現病歴：自宅で転倒

既往歴：高血圧，骨粗鬆症で近医加療中．いずれも内服

家族構成：独居

徒手整復しシュガートング固定を 3 週，その後前腕ギプス固定を 2 週行い，手関節可動域訓練を開始した．外来通院にてリハビリテーションを介入した．独居ではあったが，家族のサポートを受けることができた．受傷 3 か月時は握力 3.5 kg，QuickDASH score 27.3 点であったが，受傷 6 か月で握力 9 kg，QuickDASH score 11.4 点となり，独居の継続が可能であった．患側のフルグリップは獲得できなかった．受傷 22 か月での QuickDASH

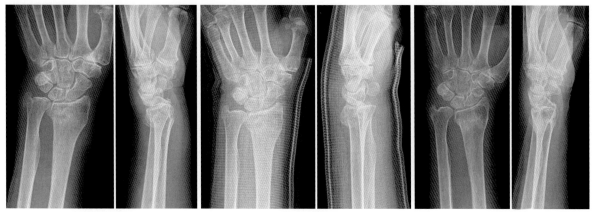

| a. 受傷時 | b. 整復後 | c. 最終時 |

図 3. 症例 2：87 歳，女性
外固定中に矯正損失し，骨癒合時の X 線評価では radial incination 23.4°，
ulnar variance＋5 mm，palmar tilt－15.6° であった.

score は 9.1 点であった.

　独居であり手術の適応もあったと考えられたが，相談の結果，保存治療となった．この方も手指の拘縮が残存してしまったが，受傷 6 か月時には，ほぼ元の独居生活が送れていた.

3. 症例 3：右橈骨遠位端骨折/AO 分類 A2 尺骨遠位端骨折（図 4，表 5）

86 歳，女性．右利き

現病歴：自宅で転倒

既往歴：高血圧で内服

家族構成：娘家族と 6 人暮らし

　徒手整復し背屈位前腕ギプス固定．整復不十分で，経過中再転位をきたした．5 週でギプスシャーレとし，可動域訓練開始した．外来通院にてリハビリテーションを介入した．利き手であったためか，積極的に手を使用し，受傷 3 か月時の可動域回復は良好で，50％超の握力を獲得していた．フルグリップも可能であった．歩行は杖とシルバーカーを使用し自立，食事の用意など家事は娘が行ってくれていた．患側の右手で食事，書字，草むしりなど行え，変形治癒となるも，患者の満足度は高く，通院継続を望まなかったため，有事再診としフォローオフとなった.

　高齢者の橈骨遠位端骨折は医師からは手術適応と判断しても，保存治療となることも多い．そして実際，保存治療において変形治癒となっても，最終的には回復する可能性が高い．しかし初期に

表 4. 症例 2：87 歳，女性

X 線	受傷時	整復直後	骨癒合時	矯正損失
RI [°]	22.2	22.5	23.4	0.9
UV [mm]	3.2	2.5	**5**	2.5
PT [°]	−25.7	−3.3	−15.6	−12.3

	3 か月	6 か月	9 か月	22 か月	健側
手関節背屈 [°]	60(86%)	70(100%)	60(86%)		70
手関節掌屈 [°]	20(33%)	30(50%)	40(67%)		60
前腕回外 [°]	85(94%)	90(100%)	90(100%)		90
前腕回内 [°]	55(65%)	75(88%)	85(100%)		85
握力 [kg]	3.5(16%)	9(41%)	11(50%)		22
QuickDASH	27.3	11.4	10	9.1	

太字は佐々木の目標値[14]からパラメーターが逸脱したもの
RI：radial inclination　　UV：ulnar variance
PT：palmar tilt

発生した手指拘縮はその後残存する恐れもあり，まずは手指の拘縮を作らないための，外固定，リハビリテーションが重要である．経過中には手根管症候群，長母指伸筋腱断裂を合併することもあり，また変形治癒および関節症の進行による愁訴が残る可能性もある．最低 3 か月，できれば 1 年ほどの経過観察が必要と考える．骨折は保存治療としても，合併症，後遺症により手術が必要となる可能性についても触れておいたほうが良い.

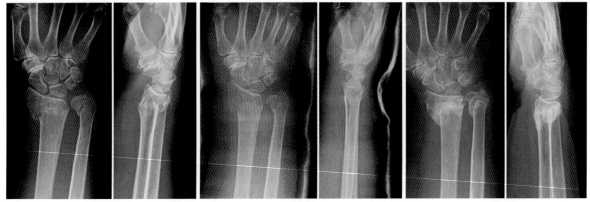

| a．受傷時 | b．整復後 | c．最終時 |

図 4．症例 3：86 歳，女性

外固定中に矯正損失し，骨癒合時の X 線評価では radial incination 9.7°，ulnar variance＋3.3 mm，palmar tilt －20.6°と佐々木の目標値[14]からすべてのパラメーターが逸脱していた．

表 5．症例 3：86 歳，女性

X 線	受傷時	整復直後	骨癒合時	矯正損失
RI [°]	13.6	22.4	**9.7**	－12.7
UV [mm]	3.8	0	**3.3**	3.3
PT [°]	－23.8	－6.1	**－20.6**	－14.5

	3 か月	健側
手関節背屈 [°]	60(100%)	60
手関節掌屈 [°]	30(60%)	50
前腕回外 [°]	90(100%)	90
前腕回内 [°]	65(81%)	80
握力 [kg]	6.5(52%)	12.5
QuickDASH	6.8	

太字は佐々木の目標値[14]からパラメーターが逸脱したもの
RI：radial inclination　　UV：ulnar variance
PT：palmar tilt

文　献

1) 日本整形外科学会・日本手外科学会(監)，日本整形外科学会診療ガイドライン委員会・日本整形外科学会橈骨遠位端骨折診療ガイドライン策定委員会(編)：橈骨遠位端骨折ガイドライン 2017，改訂第 2 版，南江堂，2017．

2) Court-Brown CM, et al：The epidemiology of acute sports-related fractures in adults. *Injury*, **39**：1365-1372, 2008.

3) Lawson GM, et al：Sports fractures of the distal radius--epidemiology and outcome. *Injury*, **26**(1)：33-36, 1995.

4) Mulders MAM, et al：Volar Plate Fixation Versus Plaster Immobilization in Acceptably Reduced Extra-Articular Distal Radial Fractures：A Multicenter Randomized Controlled Trial. *J Bone Joint Surg Am*, **101**(9)：787-796, 2019.

5) Hanker GJ, et al：Radius fractures in the athlete. *Clin Sports Med*, **20**(1)：189-201, 2001.

6) 安部幸雄：橈骨遠位端骨折に合併した TFCC 損傷，SL 靱帯損傷の治療法．整形外科 *Surgical technique*，**9**(3)：46-52，2019．

7) Henn CM, et al：Distal radius fracture in athletes. *Sports Med Arthrosc Rev*, **22**(1)：29-38, 2014.

8) Beleckas C, et al：Distal radius fractures in the athlete. *Curr Rev Musuculoskelet Med*, **10**(1)：62-71, 2017.

9) Takeuchi N, et al：Recovery of wrist function after volar locking plate fixation for distal radius fractures. *J Hand Surg Asian Pc*, **21**(2)：199-206, 2016.

10) Rausch S, et al：Tangential view and intraoperative three-dimensional fluoroscopy for the detection of screw-misplacements in volar plating of distal radius fractures. *Arch Trauma Res*, **4**(2)：e24622, 2015.

11) Ho AW, et al：Hand numbness and carpal tunnel syndrome after volar plating of distal radius fracture. *Hand*, **6**：34-38, 2011.

12) 今谷潤也ほか：橈骨遠位端骨折に対する"標準的"掌側ロッキングプレート固定法．日手会誌，**30**(4)：487-491，2014．
　　Summary 橈骨遠位端骨折の VLP 固定の手術手技につき，具体的に解説された論文．

13) Lichtman DM, et al：Treatment of distal radius fractures. *J Am Acad Orthop Surg*, **18**(3)：180-

189, 2010.

14） 佐々木　孝：橈骨遠位端骨折の保存的治療法とその限界―特に不安定型骨折に対する保存的治療の限界症例について．臨整外，**37**：1029-1039, 2002.

15） 南野光彦ほか：80歳以上高齢者の橈骨遠位端骨折に対する保存的治療の成績．骨折，**26**：235-238, 2004.

16） Arora R, et al：A prospective randomized trial comparing nonoperative treatment with volar locking plate fixation for displaced and unstable distal radial fractures in patients sixty-five years of age and older. *J Bone Joint Surg*, **93**A：2146-2153, 2011.

17） 青山広道ほか：橈骨遠位端骨折に対する保存治療と手術治療の比較検討．骨折，**33**：58-60, 2011.

18） Ju JH, et al：Comparison of treatment outcomes between nonsurgical and surgical treatment of distal radius fracture in elderly：a systematic review and meta-analysis. *Langenbecks Arch Surg*, **400**：767-779, 2015.

19） 児玉成人ほか：後期高齢者の橈骨遠位端骨折に対するロッキングプレートの功罪（保存療法と比較して）．日手会誌，**30**：5-8, 2013.

20） 津下健哉：手の外科の実際．第6版．pp. 34-36, 南江堂，1985.

21） Gupta A：The treatment of Colles'fracture. Immobilisation with the wrist dorsiflexed. *J Bone Joint Surg*, **73**（2）：312-315, 1991.
　　Summary　保存治療のギプス治療につき，背屈，中間位，掌屈ギプスを比較し，背屈位ギプスの有用性を証明した論文．

22） Crisco JJ, et al：In vivo radiocarpal kinematics and the dart thrower's motion. *J Bone Joint Surg Am*, **87**（12）：2729-2740, 2005.

23） 森友寿夫：3次元動態MRIによる手関節運動の解析．*MB Orthop*, **19**（13）：17-23, 2006.

24） 桂　理ほか：橈骨遠位端関節内骨折術後ハンドセラピィにおける橈骨手根関節に対する早期アプローチの試み．日手会誌，**28**：578-581, 2012.

病院と在宅をつなぐ
脳神経内科の摂食嚥下障害
―病態理解と専門職の視点―

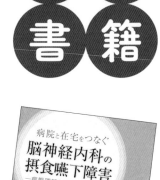

編著 野﨑 園子

関西労災病院 神経内科・リハビリテーション科 部長

2018年10月発行　B5判　156頁
定価（本体価格 4,500円＋税）

「疾患ごとのわかりやすい病態解説＋13の専門職の視点からの解説」
在宅医療における脳神経内科の患者の摂食嚥下障害への介入が丸わかり！さらに、Q&A形式でより具体的な介入のコツとワザを解説しました。在宅医療に携わるすべての方にお役立ていただける一冊です！

Contents

全日本病院出版会　〒113-0033 東京都文京区本郷 3-16-4　Tel:03-5689-5989
www.zenniti.com　Fax:03-5689-8030

MB Med Reha **No.244**：35-40, 2020

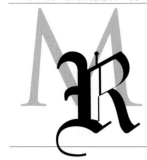

特集／手外科リハビリテーション診療

舟状骨骨折

納村直希*

Abstract　舟状骨骨折は若年者のスポーツ選手に好発する骨折である．受傷時に X 線で見逃されやすいことに加え，患者自身が捻挫と判断し医療機関への受診が遅れることも多く，治療開始が遅延しやすい．また，血流の関係で中枢骨片は壊死になりやすく，偽関節に陥りやすい．保存療法，手術療法の選択肢はあるが，偽関節になりやすい特徴から，結節部や不全骨折以外は手術が選択されることが多い．手術は，スクリュー固定が行われるが，術後は骨癒合が得られるまでは外固定を行う．外固定中は手指の運動，特に MP 関節の拘縮を作らないことが重要である．スポーツ選手であれば，外固定中から一般的なトレーニングを行わせる．外固定除去後から，手関節可動域訓練を開始し，握力が健側の80％ほど回復すればスポーツ復帰を許可する．本骨折は，偽関節を作らないことが結果的には早期のスポーツ復帰につながるため，骨癒合が得られるまでは慎重にリハビリテーションをすべきである．

Key words　舟状骨骨折（scaphoid fracture），リハビリテーション（rehabilitation），外科的治療（surgical therapy），診断（diagnosis）

はじめに

　舟状骨は近位手根列の最も橈側に位置する舟状の形をした手根骨である．手関節の骨折では，舟状骨骨折は橈骨遠位端骨折に次いで多い外傷となっている．橈骨遠位端骨折が閉経後の中高年女性に多いのに比して，舟状骨骨折は若年の男性が大半を占めており，その多くがスポーツに関連した受傷である．舟状骨は遠位掌背側の靱帯付着部から血行支配を受けており，近位部のほとんどが関節軟骨で覆われているという解剖学的特徴から，骨折時は近位骨片の血行動態が不安定となり骨癒合に難渋することが多々ある．また，患者自身が捻挫と思い込み医療機関への受診が遅くなったり，受診しても初診時の画像検査で見逃されてしまうことも稀ではない．受傷から数か月〜数年を経過して治療が開始されることもあり，適切な

診断と，早期治療開始が本骨折治療成績の大きな鍵である．

舟状骨骨折の診断

1．受傷機転と症状

　転倒などで手関節を背屈した状態で軸圧がかかることで骨折することが多い．サッカー，ラグビー，柔道などのスポーツで受傷することが多いが，パンチングマシーンのようなゲームで受傷することもある．また，頻度は少ないがバドミントンなどの手関節を酷使するスポーツでは疲労骨折を生じることもある．

　手関節の腫脹と疼痛が主訴であり，解剖学的嗅ぎタバコ窩（anatomical snuff box）での圧痛を認める．近位部の骨折などは疼痛がさほど強くないこともあり，本人が手関節捻挫と思い，すぐに医療機関を受診しないことも多い．柔道などの格闘

* Naoki OSAMURA，〒 920-8650　石川県金沢市下石引町 1-1　国立病院機構金沢医療センター整形外科，医長

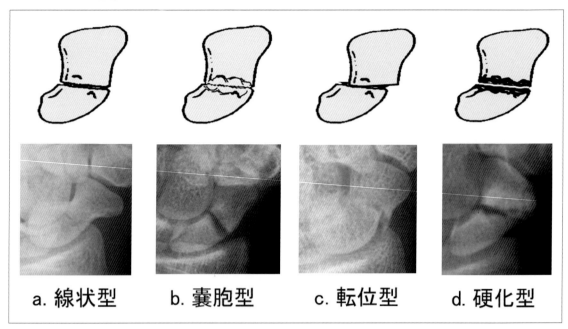

図 1. 舟状骨骨折に対する池田分類(改変)
a：線状型：骨折部が線状であり，2 mm 以上の転位や硬化帯がない.
b：囊胞型：骨折部が囊胞状に抜けており，2 mm 以上の転位や硬化帯がないもの.
c：転位型：骨折部に 2 mm 以上の転位があり，骨折部に 1 mm 以上の硬化帯がない.
d：硬化型：骨折部に 1 mm 以上の硬化帯を認める.

技で受傷した場合，慢性的な手関節の痛みで来院し，受傷から数年経過して骨折が判明することもあり，患者自身がいつ受傷したのかはっきりわからないことも珍しくない.

2. 画像診断

手関節正面，側面像に加え，手関節 45° 回内位，手関節最大尺屈位もしくは拳を軽度握った状態での正面像の単純 X 線撮影を行う. 初診時には単純 X 線撮影で骨折線が明瞭でないこともあり，解剖学的嗅ぎタバコ窩に圧痛を認め，舟状骨骨折を強く疑う症例に対しては，CT や MRI 撮影を追加で行うか，1～2 週後に再診させて単純 X 線撮影を再検査する必要がある. 当科では治療方針決定に際し，詳細な骨折部の形態を把握する必要があるため，ほぼ全例に CT 撮影を行っている. CT は，舟状骨の長軸に対して，冠状断・矢状断を撮影すると良い. MRI 撮影は必須ではないが，近位骨片の骨壊死などを評価するのに役立つ.

3. 舟状骨骨折の分類と治療方針

Filan と Herbert の分類[1]が有名であるが，当科では治療方針に直結する池田分類[2]を用いてい

る. これは，画像検査に基づいた骨折部の形態分類であり，受傷からの経過期間は考慮していないのが特徴である. 骨折部が線状であり，2 mm 以上の転位や硬化帯がないものを線状型，骨折部が囊胞状に抜けており，2 mm 以上の転位や硬化帯がないものを囊胞型，骨折部に 2 mm 以上の転位があるか 1 mm 以上の硬化帯を認めるものを硬化・転位型としている. 硬化・転位型については，当初は同分類としていたが，治療方針の違いから，現在では 2 mm 以上の転位があり硬化帯がないものを転位型，1 mm 以上の硬化帯を認めるものは転位の有無に関係なく硬化型と分けて考えるようにしている(**図 1**)[3]. 池田分類は受傷からの経過期間は考慮されていないが，線状型は受傷 1 か月以内，囊胞型，転位型は半年以内，硬化型は半年以降で認めることが多く，極端にこの期間から外れている場合は，適切に分類されたか再度確認する必要がある.

池田分類と合わせて，骨折部位(遠位部・腰部・近位部)も考慮して最終的な治療方針を決定している. 遠位結節部の骨折や，腰部の不全骨折など

は安定型であり保存療法の適応となる．それ以外の線状型と嚢胞型は，経皮的スクリュー固定術のみ行う．嚢胞型に骨移植が必要かは議論が分かれるところではあるが，我々の経験ではスクリュー固定のみで良好な成績が得られており，骨移植は必ずしも必要ではないと考えている[2]．転位型は，整復操作を行いスクリュー固定するが，hump-back 変形整復後に掌側の骨欠損部が大きくなる場合は遊離腸骨移植を追加する．硬化型は，基本的に遊離腸骨移植にスクリュー固定を行うが，近位部骨折，骨壊死を伴う症例，5 年以上経過している長期放置例，術後偽関節例などは血管柄付き骨移植を行ったほうが良いと考える．

舟状骨骨折の治療法

1．保存療法

　結節部骨折や腰部の不全骨折などが適応となる．遠位部骨折以外は，初診時に転位が全くなくても，ギプス固定期間中に転位し，偽関節となり，結果的に治療期間が長期になる危険性がある．このような場合，スポーツ選手に至っては競技復帰が大幅に遅延するリスクを背負うことになるため，最初から手術療法を選択することが望ましいと考える．保存療法は，thumb spica ギプスで手関節から母指 MP 関節までを固定する．母指は示指とピンチしやすい対立位で固定する．手関節は軽度背屈位で固定すると手指の屈曲が行いやすい．肘関節までの固定は不要と考える．ギプスを巻く際は，母指 IP 関節および母指以外の MP 関節が十分に屈曲できるように成型することが手指の拘縮予防に重要である．外固定期間は，骨癒合が得られるまで必要であり，通常 2, 3 か月程度となる．治療へのコンプライアンスが良好な場合は，4 週ほどで着脱可能な thumb spica 装具（**図 2**）に変更しても良い．長期のギプス固定は，入浴の妨げになるため，衛生面でも患者にとっては不評である．速乾性素材のギプス下巻（Delta-Dry® Softliner, BSN medical）を使用すると，ギプス装着のまま入浴可能となるため患者には好評である．

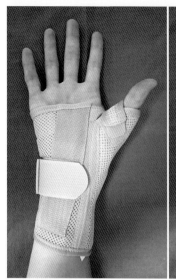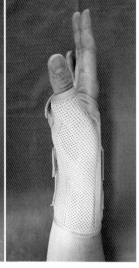

図 2．着脱可能な thumb spica 装具

2．手術療法

　線状型および嚢胞型は，キャニュレイテッドヘッドレススクリューを用いて経皮的スクリュー固定を行う．スクリューは各社から出ているが，当科ではアキュトラックスクリュー（日本メディカルネクスト）やDTJスクリュー（Double Threaded Screw Japan，メイラ）を主に使用している．スクリューの挿入は，遠位部から腰部の骨折であれば掌側から行い，近位部骨折の場合は背側から行う．皮膚切開の長さは 5〜10 mm 程度である．スクリューは舟状骨の長軸方向に沿って，中心部にできる限り長いスクリューが挿入されるように心がける．スクリューが偏心性に挿入されたり，明らかに短いスクリューが挿入されると固定力が低下するため偽関節となる危険性が高くなる．しかし，長すぎるスクリューを選択すると，スクリュー先端が大菱形骨との関節面や橈骨との関節面に干渉するため，軟骨損傷による疼痛や可動域制限を生じたり，スクリュー先端に不要なストレスがかかることで偽関節となる危険性がある．スクリュー長の選択で悩んだ場合は，短めを選んでおいたほうが安全である．遠位からスクリューを挿入する場合，適切なスクリュー刺入位置が大菱形骨と重なるために，刺入位置が掌側になってしまうことがある．この場合は，ガイドピンを大菱形骨から舟状骨に刺入して，大菱形骨を

経由してスクリューを挿入するか，もしくは近位部から挿入すると良い．

転位型では，humpback 変形を整復してスクリュー固定を行う．背側から K-wire を遠位および近位骨片もしくは月状骨に刺入し，joy-stick 法で整復可能であれば骨折部を展開する必要はない．Joy-stick 法で整復困難な場合や，整復後に掌側に骨欠損が大きくなる場合は掌側から zig-zag 皮膚切開で展開し，必要に応じてくさび状に形成した腸骨ブロック移植を行う必要がある．

腰部の硬化型は，humpback 変形を呈していることが多く，掌側から zig-zag 切開で展開し，骨折部を新鮮化した後に腸骨ブロック移植を行い，スクリュー固定する．近位部の硬化型や腰部でも長期間経過した症例は，骨癒合が特に難渋することが多く，血管柄付き骨移植を選択することが望ましい．本邦では Zaidemberg 法[4]や牧野法[5]による報告が多く，偽関節例に対して良好な成績が報告されている[6]．近位部骨折は長期経過例でも humpback 変形はきたしにくく，整復操作不要であれば，背側から骨折部を跨いで骨溝を作成し，そこに血管柄付きの移植骨をはめ込む．この場合は，スクリュー固定は難しいため，K-wire を 2，3 本刺入して移植骨と母床となる舟状骨を固定することが多い．

術後は，thumb spica ギプスで 4 週間ギプス固定を行い，その後，着脱可能な thumb spica 装具に変更する．骨癒合が得られるまで装具は装着する．線状型や囊胞型で，スクリューによる固定性が良好な場合は，術直後から装具による外固定を行うこともある．しかし，装具を勝手に外して装着しなくなってしまいそうな治療へのコンプライアンスが悪いと思われる患者には，特に最初の 4 週間はギプス固定したほうが安全である．骨癒合期間は，線状型や囊胞型では約 2～3 か月，骨移植を必要とするような転位型，硬化型は約 5 か月前後を要する[7]．

3．LIPUS；low-intensity pulsed ultrasound（低出力超音波パルス）の併用

手術症例に対しては，骨癒合期間を短縮させる目的で術後から LIPUS 療法（セーフス®，帝人ファーマを使用）を併用している[7]．照射部位は X 線透視下で確認してマーキングする．ギプス固定期間中であれば，マーキング部を開窓して照射を行う．LIPUS は骨癒合が得られるまで継続する．

リハビリテーションの実際

1．外固定期間中のリハビリテーション

保存療法，手術療法ともに，骨癒合が得られるまでは何らかの外固定は必要であり，この外固定期間中に手関節以外の関節拘縮を生じさせないようにすることが重要である．受傷直後や術直後で手関節の腫脹が強いときは，ギプスシーネで手関節から母指 MP 関節までを固定し，患肢のクーリングと挙上を行う．三角巾固定では挙上が不十分であるため，三角巾を使用せずに肘を屈曲させ患部を心臓より高い位置で保持するよう患者に指導する．腫脹が引けば，thumb spica 装具に変更する．手指，肘，肩関節の可動域訓練を積極的に行うように指導する（図3）[8]．特に MP 関節は伸展拘縮を生じやすいため，しっかりと MP 関節を屈曲させることが重要である．スポーツ選手に至っては，外固定期間中から，ジョギングやランニング，上半身，下半身の筋力訓練などを積極的に行うように指導する．

2．外固定除去後のリハビリテーション

外固定除去後は，手関節の可動域訓練を開始する．まずは，手関節を橈背屈から掌尺屈に斜め方向に動かすダーツスロー運動を積極的に行うように指導する（図4）．ダーツスロー運動は主に手根中央関節での動きとなり，橈骨手根関節の動きは少ない[9]．手関節可動域訓練は骨癒合が得られてから開始するが，ダーツスロー運動は舟状骨骨折部への負担は少ないと考えられ，まずはこの運動を積極的に行わせるのが良いと考える．また，手関節の全可動域訓練のために，リストラウンダー

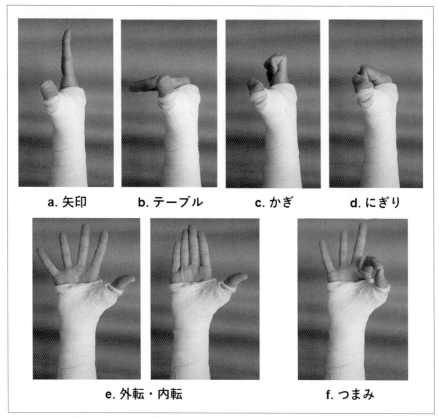

図 3. ギプス装着中の手指自動運動訓練(six-pack exercise)

a. 矢印　　　b. テーブル　　　c. かぎ　　　d. にぎり

e. 外転・内転　　　　f. つまみ

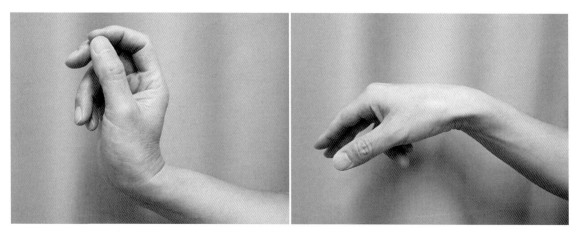

図 4. ダーツスロー運動

を用いている．当科では，ソフトボール大のボールにベルクロを装着し，これを握らせて机の上でボールを転がすようにして手関節の複合運動を行えるように指導している(**図5**)．握力強化については，まずはゴムボールを握らせることから開始し，ハンドグリップを用いて 5 kg，10 kg と必要に応じて負荷を増やしていく．以上に述べたリハビリテーションは，特殊な器具は不要であり，自

宅で自主的に行うように指導する．

　浮腫や関節拘縮などが強い場合は，温熱療法や水治療法などの物理療法なども必要に応じて併用する[10]．ホットパックは，可動域訓練時の除痛目的で運動療法の前処置として簡便に行える．水治療法は，温水を使用した渦流浴や気泡浴があるが，局所の循環を改善し，浮腫の改善や関節拘縮に有用である．超音波治療は，温熱療法の一種で

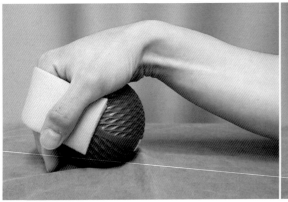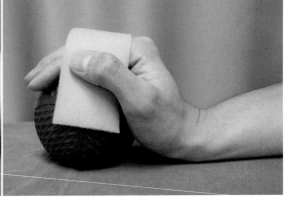

図 5. リストラウンダーを用いた手関節可動域訓練

あるが，深部組織まで熱を通すことが可能であり，腱の癒着や関節拘縮の改善に有効である．

スポーツ競技への復帰は，患肢を使用する競技については，完全に骨癒合が得られ，握力が健側の80%以上回復している状態であれば許可する[11].

まとめ

当科で行っている舟状骨骨折に対する治療方針，術後リハビリテーションについて述べた．舟状骨骨折の治療を遷延化させないためには，まずは初診時に確実に診断して治療開始が遅れないようにすることである．骨癒合させることが第一優先であり，固定力に優れたインプラントを適切な位置に挿入し，骨癒合が完成するまでは外固定を行う．偽関節を作らないことが，結果的には早期スポーツ競技復帰につながることを念頭に置いて治療すべきと考える．

文 献

1) Filan SL, et al：Herbert screw fixation of scaphoid fractures. *J Bone Joint Surg*, 78-B：519-529, 1996.
2) Ikeda K, et al：Percutaneous screw fixation without bone graft for cystic-type scaphoid fracture. *J Trauma*, **65**：1453-1458, 2008.
   Summary 池田分類に基づいた治療方針と治療成績が述べられている.
3) 納村直希ほか：舟状骨骨折における池田分類の単純X線とCT間での再現性について. 日手会誌, **35**：355-358, 2018.
4) Zaidemberg C, et al：A new vascularized bone graft for scaphoid nonunion. *J Hand Surg*, **16**：474-478, 1991.
5) 牧野正晴ほか：再発舟状骨偽関節に対する血管柄付き第2中手骨移植術. 日マイクロ会誌, **17**：50-54, 2004.
6) 川崎恵吉ほか：舟状骨偽関節に対する血管柄付き骨移植術の治療成績―Zaidemberg法とMakino法の比較. 日手会誌, **28**：285-288, 2012.
7) 池田和夫ほか：舟状骨骨折への低出力超音波パルスLIPUSの臨床応用. 臨整外, **48**：987-991, 2013.
   Summary LIPUSを併用した舟状骨骨折の治療成績について述べられている.
8) Fernandez DL, et al：Distal radius fractures. Green DP, et al editors, Green's operative hand surgery, 5th edition, pp.645-710, Churchill Livingstone, 2005.
9) 粕渕賢志ほか：手根骨のバイオメカニクス. *MB Orthop*, **32**(4)：13-20, 2019.
10) 矢島弘嗣：舟状骨骨折の後療法. *MB Orthop*, **21**(11)：145-151, 2008.
    Summary 舟状骨骨折に対する理学療法について詳しく述べられている.
11) 藤岡宏幸ほか：リハビリテーションプログラム―早期復帰のためのトレーニング指導―[12], 舟状骨骨折. 臨スポーツ医, **15**：882-885, 1998.

MB Med Reha **No.244**：**41-47**, 2020

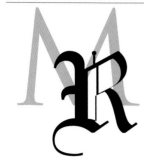

特集／手外科リハビリテーション診療

基節骨骨折・中手骨骨折

多田　薫*1　　堀江　翔*2　　西村誠次*3　　山本大樹*4

中田美香*5　　松田匡司*6　　土屋弘行*7

　Abstract　　示指～小指の基節骨骨折・中手骨骨折に対して保存療法を行う際に，石黒らが報告したナックルキャストが広く使用されている．当科では技量や経験にかかわらずMP 関節を屈曲位として固定することができるように，ナックルキャストを参考にしたナックルスプリントという装具を作成し使用している．ナックルスプリントを基節骨骨折に使用することで，早期から骨折部に隣接する関節の可動域訓練を行い骨折部に矯正力を加えることができる．また，中手骨骨折に使用することで骨折部の安静をはかることができる．リハビリテーションに際しては，基節骨骨折は PIP 関節の屈曲拘縮を生じやすい点に，中手骨骨折は MP 関節の伸展拘縮を生じやすい点に注意を要する．小指の中手骨頚部骨折に対する保存療法については現在も議論が続いているが，当科では徒手整復とナックルスプリントによる治療を選択している．

　Key words　　基節骨骨折(proximal phalanx fracture)，中手骨骨折(metacarpal fracture)，保存療法(conservative therapy)，リハビリテーション(rehabilitation)，ナックルスプリント(knuckle splint)

はじめに

　基節骨骨折・中手骨骨折は上肢の骨折の中でも頻度の高い骨折である[1]．また，保存療法の適応となる例が多い．リハビリテーションに際しては，基節骨骨折は PIP 関節の屈曲拘縮を生じやすい点に，中手骨骨折は MP 関節の伸展拘縮を生じやすい点に注意を要する．本稿では示指～小指の基節骨骨折・中手骨骨折に対するナックルスプリントを用いた保存療法の適応とリハビリテーションについて述べる．

ナックルスプリントについて

　石黒らは1991年に示指～小指の基節骨骨折・中手骨骨折に対する固定法であるナックルキャストを報告した[2]．ナックルキャストにより MP 関節を 70～90°屈曲位で固定し，PIP 関節および DIP 関節は固定せず早期から自動運動を行わせることで，骨片の整復とともに機能的な回復が得られるとされ，有用な固定法として現在も広く使用されている．ただし，ナックルキャストは MP 関節を理想的な屈曲位で固定する点が技術的にやや難しい[3]．そこで我々は誰でも簡単に MP 関節を理想

*1 Kaoru TADA，〒 920-8641　石川県金沢市宝町 13-1　金沢大学整形外科，助教
*2 Kakeru HORIE，同大学保健学科
*3 Seiji NISHIMURA，同
*4 Daiki YAMAMOTO，同大学整形外科，教授
*5 Mika NAKADA，同大学整形外科
*6 Masashi MATSUTA，同
*7 Hiroyuki TSUCHIYA，同，教授

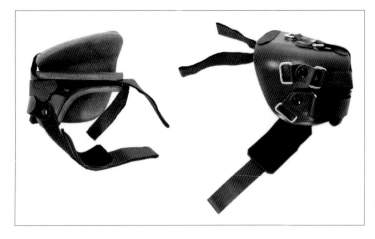

図 1.
ナックルスプリント
付属したベルクロテープで固定する.

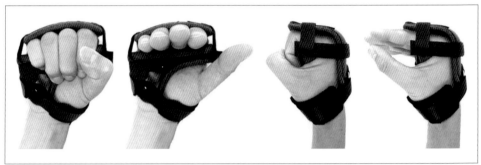

図 2. ナックルスプリントを装着した状態

的な屈曲位で固定することができ，患者自身で着脱することが可能なナックルスプリント(株式会社済世館，金沢)(図 1, 2)を作成し臨床で使用している[4].

前述の如くナックルスプリントの適応は示指〜小指の基節骨骨折・中手骨骨折であるが，骨折部位や骨折型によっては適応外となる．以下，基節骨骨折と中手骨骨折のそれぞれについて，当科におけるナックルスプリントの適応と，ナックルスプリントを使用した際のリハビリテーションについて述べる．

基節骨骨折について

基節骨骨折は骨頭骨折，頚部骨折，骨幹部骨折，基部骨折に分類される．骨頭骨折は関節内骨折である点，また頚部骨折は回旋変形や背屈変形を生じる点から，手術療法の適応となることが多い．骨幹部骨折や基部骨折のうち，回旋変形のない関節外骨折であり，側面像での掌側凸変形が 15° 以下[5]の骨折例がナックルスプリントの適応だと考

えている．中でも基節骨の粉砕骨折例は鋼線やプレートによる内固定が困難な例が多く，腱の滑走床の損傷から腱癒着を生じやすいため，早期からの自動運動を可能とするナックルスプリントが治療の第一選択になると考えている．

基節骨骨折では近位骨片が内在筋により屈曲し遠位骨片が指背腱膜により伸展するため掌側凸変形を呈するが，ナックルスプリントにより MP 関節を屈曲位に保持することで，内在筋が弛緩して近位骨片が伸展するため変形を矯正することができる．また，MP 関節を屈曲位とした状態で PIP 関節の自動運動を行うことにより，指背腱膜を前進させて tension band のように作用させることで骨折部に圧迫力を加えることが可能である．手指の骨折に対するリハビリテーションでは，骨折部へ負荷が加わらないように骨折部に隣接する関節より遠位の関節の可動域訓練を行い，骨折部の安定性が得られた時期から骨折部に隣接する関節の可動域訓練を開始する[6]のが原則である．しかし，基節骨骨折においてはナックルスプリントを

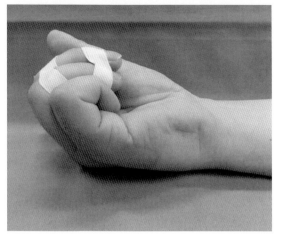

図 3. バディテーピング

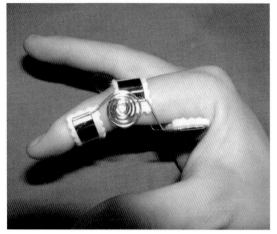

図 4. カペナースプリント

用いることで早期から骨折部に隣接する関節の可動域訓練を行い，骨折に対する矯正力を加えることができる．したがって，基節骨骨折に対するナックルスプリントは優れた機能的装具であると言える．

基節骨骨折は，掌側凸変形による基節骨の短縮のために伸筋腱のゆるみが生じ PIP 関節の伸展不足を生じることや，掌側凸の骨折により屈筋腱の滑走床が損傷し屈筋腱の癒着を生じることなどによって PIP 関節の屈曲拘縮を生じやすい．この変形は pseudoclawing とも呼ばれる[7]．Vahey らは基節骨の 1 mm の短縮により 12° の PIP 関節の伸展不足が生じると報告しており[8]，Eberlin らは掌側凸変形が 20° を超える例に対しては後日に腱剥離術を要する可能性について説明すると報告している[5]．また，PIP 関節の屈曲拘縮を放置すると伸筋腱の癒着を生じ伸展屈曲拘縮に至ることがある．基節骨レベルにおける伸筋腱の癒着に対する腱剥離術は成績不良例が多いため，伸展屈曲拘縮に至ることがないように十分留意する必要がある．

なお掌側凸変形はナックルスプリントによる矯正を期待できるが，矯正が得られていることを X 線写真で確認する必要がある．当科では骨折部が安定するまでの受傷後 3〜4 週までは週に 1 回の X 線評価を行っている．

基節骨骨折のリハビリテーションについて

受傷後 3〜4 週までは患肢挙上の励行を指示し，

浮腫の管理を徹底する．ナックルスプリントが手掌部，手背部から浮き上がることなく装着できていることを確認したうえで，PIP 関節，DIP 関節の積極的な自動運動，他動運動を指示する．自動運動では屈筋腱の癒着の予防を，他動運動では PIP 関節の屈曲拘縮の予防を目的とし，この時期は PIP 関節，DIP 関節の最大屈曲，最大伸展が得られることを目標とする．

PIP 関節の伸展不足を認める場合は掌側凸変形の悪化がないことを確認するとともに，自動伸展運動の回数を増やし，ベルクロテープを別に用いて安静時は PIP 関節を伸展位で固定する．PIP 関節，DIP 関節の屈曲不足を認める場合はバディテーピング（図 3）により隣接指の運動を利用して自動屈曲運動の回数を増やすとともに，ナックルスプリントを装着した状態で深指屈筋腱と浅指屈筋腱の分離運動を追加する．

受傷後 4〜6 週にはナックルスプリントを除去し，MP 関節の自動運動を開始する．基節骨骨折は受傷後 6 週程度で骨癒合してくると考えられるが，この時期はまだ X 線写真上に骨折線が遺残していることが多い．抵抗下運動については X 線写真だけでなく，骨折部の圧痛の有無などを参考にして開始する．

この時期に PIP 関節の伸展不足を認める場合は，日中にはカペナースプリント（図 4）を装着させ，夜間はアルフェンスシーネにより PIP 関節を伸展位で固定する．また，手内筋の滑走を促すた

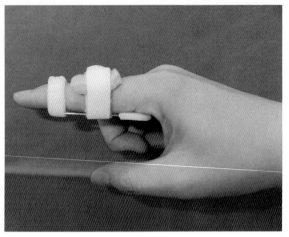

図 5. セーフティピンスプリント

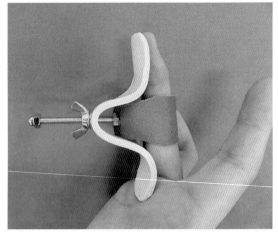

図 6. スクリュースプリント

めに手指の自動外転，内転運動も行う．PIP 関節が屈曲拘縮に至っている場合は，骨癒合を評価しながらセーフティピンスプリント（**図 5**）やスクリュースプリント（**図 6**）の使用も考慮する．X 線写真上で骨癒合を確認した後，筋力強化訓練を開始し，制限なく手指の使用を許可する．

中手骨骨折について

中手骨骨折も基節骨骨折と同様に，骨頭骨折，頚部骨折，骨幹部骨折，基部骨折に分類される．骨頭骨折は関節内骨折であり手術療法の適応となることが多い．頚部骨折に関しては整復操作後にも回旋変形が遺残する場合に手術療法の適応となることが多い．一方，頚部骨折の屈曲変形については，整復後の背側凸変形が示指で 15°，中指で 20°，環指，小指で 30° 程度までの例がナックルスプリントの適応だと考えている[9)10)]．なお，頚部骨折は特に小指の骨折例に関して議論が続いているため別項でも述べる．骨幹部骨折のうち螺旋骨折や長斜骨折に関しては，短縮変形があった場合でも 5 mm 未満であれば機能的な障害を残さなかったとする報告[11)]や，回旋変形があった場合でも指の屈曲運動により矯正されるという報告[12)]があり，保存療法の適応となる例が多い．基部骨折としては環小指での骨折例が多く，脱臼骨折となっている場合は手術療法を選択している[13)]．

中手骨骨折では内在筋と外在筋の緊張度から近位骨片が伸展し遠位骨片が屈曲するため，背側凸変形を呈する．背側凸変形に伴う MP 関節の過伸展とこれに続く PIP 関節の伸展制限から，中手骨骨折も基節骨骨折と同様に pseudoclawing を生じることがある．ナックルスプリントを使用する際は，変形を徒手整復した後，再転位を生じないように掌側から圧迫しつつ装着するように留意している．この場合，ナックルスプリントは MP 関節を屈曲位とし骨折部の安静をはかる目的で使用している．MP 関節を屈曲位とする利点として，伸筋腱の緊張や隣接指との接触により骨折部が安定する点[14)15)]，中手骨頭がカム構造を有しており屈曲位では側副靱帯が緊張し関節の安定性が高まる点[9)]が挙げられる．さらに，指の回旋変形の有無が明瞭となるため，回旋の評価が容易になるという利点もある．

中手骨骨折のリハビリテーションについて

受傷後 3～4 週までは浮腫の管理を徹底する．可及的速やかにナックルスプリントを装着させるが，浮腫や骨折部の疼痛が強く MP 関節を深屈曲できない場合は，背側シーネを用いて徐々に屈曲位を得ていく．MP 関節を深屈曲できていない状態でナックルスプリントを装着すると，手背部がスプリントと干渉し皮膚障害を生じることがあるため注意が必要である．ナックルスプリントが手掌部，手背部から浮き上がることなく装着できていることを確認したうえで，PIP 関節，DIP 関節の積極的な自動運動，他動運動を指示する．この

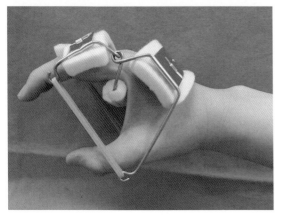

図 7. ナックルベンダー

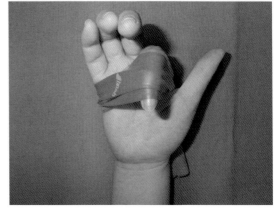

図 8. 手指屈曲用スプリント

時期は MP 関節が最大屈曲でき，PIP 関節，DIP 関節の最大屈曲，最大伸展が得られることを目標とする．

PIP 関節の伸展不足を認める場合は背側凸変形の悪化がないことを確認するとともに，自動伸展運動の回数を増やし，ベルクロテープを別に用いて安静時は PIP 関節を伸展位で固定する．

受傷後 4〜6 週にはナックルスプリントを除去し，MP 関節の自動運動を開始する．基節骨骨折と同様，抵抗下運動については X 線写真だけでなく，骨折部の圧痛の有無などを参考にして開始する．

MP 関節の伸展不足を認める場合は伸筋腱の癒着を考え，皮膚と伸筋腱の剝離運動を行う．この運動は MP 関節を屈曲させつつ手背の皮膚を近位側へ動かし，MP 関節を伸展させつつ手背の皮膚を遠位側へ動かすという運動である．内在筋の拘縮がみられる場合は MP 関節伸展位を保持した状態で PIP 関節，DIP 関節を他動屈曲させ，内在筋に対するストレッチを行う．

MP 関節の伸展拘縮に至った場合は骨癒合の評価を行いながら愛護的に他動屈曲訓練を行う．骨癒合が得られたことを確認できれば，ナックルベンダー（図7）や手指屈曲用スプリント（図8）を用いた屈曲訓練も追加する．なお，MP 関節を屈曲位で固定したために屈曲拘縮を遺残することは稀である．X 線写真上で骨癒合を確認した後，筋力強化訓練を開始し制限なく手指の使用を許可する．

小指の中手骨頚部骨折について

小指の中手骨頚部骨折は上肢の骨折の 5%[13]，手の骨折の 20%[16] を占める頻度の高い骨折であり，手術適応や治療方法に関して現在も議論が続いている．

Ali ら，Birndorf らは屍体標本を用いて背側凸変形に伴う内在筋や屈筋腱の滑走距離や筋力を評価し，30°までの背側凸変形は許容できると報告した[17)18]．この報告に基づき，30°を超える背側凸変形は手術適応であるとする報告は多い．一方，70°までの背側凸変形は保存療法で加療できるとする報告も多数存在する[19)20]．英国の整形外科医を対象とした調査では，手術療法を選択する背側凸変形の角度を 60°以上と回答した群が 33.7% と最多であったと報告されている[13]．また，欧米の整形外科医を対象とした調査では，21〜30°までの背側凸変形に対しては 20% が手術療法を選択していたが，61〜70°までの背側凸変形に対しては 70% が手術療法を選択したと報告されている[21]．本邦における調査は存在しないため想像の域を出ないが，欧米ではより保存療法が選択される傾向があると思われる．

小指の中手骨頚部骨折に対する保存療法としては，ナックルスプリントを含むナックルキャスト型の装具や，前腕までの固定を行う Burkhalter 型の装具，背側スプリントやバディテーピングなど，多数の方法が報告されている．しかしコクランレビューでは，どの方法が秀でているかについ

ては結論付けられないと報告されている[22]．近年は装具すら不要とする報告もあり，2016年にDunnらはシステマティックレビューを行い，整復操作と装具による治療を行った群は，整復操作なしで環小指のバディテーピングを行った群と治療成績に差がなかったと報告している[23]．同様に，2019年にPellattらは無作為化比較試験を行い，Burkhalter型の装具による治療を行った群は，環小指のバディテーピングを行った群と治療成績に差がなかったと報告している[24]．ただし，いずれの報告についても変形に伴う長期的な障害を看過している可能性は否定できない．

当科では屍体標本を用いた研究結果[17)18)]を重視し，転位した骨片の整復には意義があると考え，整復操作後に30°を超える背側凸変形を認める場合は手術療法を選択している．また，整復操作後に30°未満の背側凸変形を認める例には骨折部の安静を目的にナックルスプリントを用いた保存療法を選択している．

さいごに

基節骨骨折・中手骨骨折は単に骨癒合しただけでは治癒とはいえず，適切なリハビリテーションにより手指の可動域が回復した状態となって初めて治癒したといえる．リハビリテーションを行う際は骨折部や関節の状態だけでなく，浮腫の程度や軟部組織の硬さの変化なども参考にして，適宜メニューの変更やスプリントの追加を考慮しなければならない．良い治療成績を得るためには手外科医とセラピストの連携が必須である．

文　献

1) Chung KC, Spilson SV：The frequency and epidemiology of hand and forearm fractures in the United States. *J Hand Surg Am*, **26**：908-915, 2001.
2) 石黒　隆ほか：指基節骨および中手骨骨折に対する保存的治療―MP関節屈曲位での早期運動療法―．日手会誌，**8**：704-708，1991.
3) 池上博泰ほか：手指基節骨骨折に対する保存療法の適応と限界．骨折，**25**：6-8，2003.
4) 山本大樹ほか：手MP関節周辺骨折に対するナックルスプリントの有用性．臨整外，**53**：347-353，2018.
5) Eberlin KR, et al：Outcomes of closed reduction and periarticular pinning of base and shaft fractures of the proximal phalanx. *J Hand Surg Am*, **39**：1524-1528, 2014.
6) 中田眞由美ほか（編著）：作業療法士のためのハンドセラピー入門，pp.160-193，三輪書店，2006.
7) Miller L, et al：No difference between two types of exercise after proximal phalangeal fracture fixation：a randomised trial. *J Physiother*, **62**：12-19, 2016.
8) Vahey JW, et al：Effect of proximal phalangeal fracture deformity on extensor tendon function. *J Hand Surg Am*, **23**：673-681, 1998.
9) Kollitz KM, et al：Metacarpal fractures：treatment and complications. *Hand*(*N Y*), **9**：16-23, 2014.
10) Wong VW, Higgins JP：Evidence-Based Medicine：Management of Metacarpal Fractures. *Plast Reconstr Surg*, **140**：140e-151e, 2017.
11) Wills BP, et al：The effect of metacarpal shortening on digital flexion force. *J Hand Surg Eur*, **38**：667-672, 2013.
12) Giddins GE：The non-operative management of hand fractures. *J Hand Surg Eur*, **40**：33-41, 2015.
13) Sahu A, et al：The current practice of the management of little finger metacarpal fractures--a review of the literature and results of a survey conducted among upper limb surgeons in the United Kingdom. *Hand Surg*, **17**：55-63, 2012.
14) 楢崎慎二，門田康孝：手指基節骨・中手骨骨折に対するナックルキャストによる保存的治療成績．日手会誌，**30**：575-578，2014.
15) Gülke J, et al：Postoperative treatment of metacarpal fractures-Classical physical therapy compared with a home exercise program. *J Hand Ther*, **31**：20-28, 2018.
16) Hunter JM, Cowen NJ：Fifth metacarpal fractures in a compensation clinic population. A report on one hundred and thirty-three cases. *J Bone Joint Surg Am*, **52**：1159-1165, 1970.
17) Ali A, et al：The biomechanical effects of angu-

lated boxer's fractures. *J Hand Surg Am*, **24**：835-844, 1999.

Summary 小指屈筋の筋力や小指の可動域を評価し，小指の中手骨頚部骨折の背側凸変形は30°までが許容範囲だと報告している.

18）Birndorf MS, et al：Metacarpal fracture angulation decreases flexor mechanical efficiency in human hands. *Plast Reconstr Surg*, **99**：1079-1083, 1997.

Summary 小指深指屈筋の滑走や負荷を評価し，小指の中手骨頚部骨折の背側凸変形は30°までが許容範囲だと報告している.

19）Statius Muller MG, et al：Immediate mobilization gives good results in boxer's fractures with volar angulation up to 70 degrees：a prospective randomized trial comparing immediate mobilization with cast immobilization. *Arch Orthop Trauma Surg*, **123**：534-537, 2003.

20）van Aaken J, et al：Fifth metacarpal neck fractures treated with soft wrap/buddy taping compared to reduction and casting：results of a prospective, multicenter, randomized trial. *Arch Orthop Trauma Surg*, **136**：135-142, 2016.

21）Tosti R, et al：Interobserver variability in the treatment of little finger metacarpal neck fractures. *J Hand Surg Am*, **39**：1722-1727, 2014.

22）Poolman RW, et al：Conservative treatment for closed fifth（small finger）metacarpal neck fractures. *Cochrane Database Syst Rev*, **20**：CD003210, 2005.

23）Dunn JC, et al：The Boxer's Fracture：Splint Immobilization Is Not Necessary. *Orthopedics*, **39**：188-192, 2016.

Summary 小指の中手骨頚部骨折に対して，装具による固定は不要であるとしたシステマティックレビュー.

24）Pellatt R, et al：Is Buddy Taping as Effective as Plaster Immobilization for Adults With an Uncomplicated Neck of Fifth Metacarpal Fracture? A Randomized Controlled Trial. *Ann Emerg Med*, **74**(1)：88-97, 2019.

MB Med Reha **No.244**：**48-52**, 2020

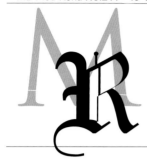

特集／手外科リハビリテーション診療

TFCC 損傷のリハビリテーション

成田大地*

Abstract　　Triangular fibrocartilage complex(TFCC)損傷は転倒などの外傷，仕事やスポーツでの過用などによって好発し，靱帯の断裂により，手関節尺側部痛や関節不安定症を生じる代表的疾患である．急性期の治療においてはまず3か月程度の装具療法が第一選択となる．急性期のリハビリテーションではまず，疼痛や関節不安定性などを評価して装具固定を行う．固定後は組織の修復過程に沿って，再損傷をきたさないように留意しながら段階的に可動域訓練や筋力強化などの機能訓練を進める．また ADL や趣味活動，スポーツなど，対象の生活内で重要な手の使用について評価し，指導していくことが重要となる．

　スポーツ損傷においても疾患の鑑別をしっかりと行い，一般の外傷例と同様に固定・安静の後に運動療法を行う．種目特性，レベル，時期，離脱可能な期間を考慮したうえで，選手・医師・セラピストで連携しながら，復帰時期に合わせた固定，訓練のスケジュールを立てることが重要である．

Key words　TFCC 損傷(triangular fibrocartilage complex injury)，保存療法(conservative therapy)，スプリント(splint)，ハンドセラピィ(hand therapy)

はじめに

　TFCC(triangular fibrocartilage complex)損傷は転倒などの外傷，仕事やスポーツでの過用などによって好発し，手関節尺側部痛を生じる代表的疾患である．TFCC を損傷した場合，靱帯の断裂により，尺骨手根骨間・DRUJ(distal radioulnar joint)の不安定症が生じる．またクッション機能低下に伴う尺骨手根骨間の圧上昇や，付随する滑膜炎によって手関節尺側部痛，回内・回外可動域および尺屈の制限が生じる[1]．

　TFCC 損傷は転倒で手をつくことによる過伸展外傷やスポーツでの急性発症，繰り返しの回内・回外動作で生じることが多い．急性期の治療においてはまず3か月程度の装具療法が第一選択となり[2]，保存療法で効果が現れない場合は手術療法が選択される．

　急性期のリハビリテーションでは，まず疼痛や関節不安定性などを評価し，安静・保護のための装具を作製する．装具での固定後，組織の回復過程に合わせて運動療法などの機能訓練を行う．以下に我々のセラピィの流れについて述べる．

評　価

　TFCC 損傷の確定診断は手関節鏡や MRI により行われるが，保存療法では，誘発テストにより動作時の疼痛や症状を確認する．また受傷機転，生活内での手の使い方や疼痛を生じる動作などを詳細に聴取し，損傷部位や疼痛の生じる運動方向，困難な作業を推定する．それにより装具の適応・固定範囲，ADL での手の使い方の指導を行っていく．

* Daichi NARITA，〒 108-8606 東京都港区高輪 3-10-11　地域医療機能推進機構 東京高輪病院リハビリテーション室作業療法士

1. 誘発テスト

以下に徒手テストのいくつかを紹介する．健側と比較して疼痛や関節の不安定性を評価する．

1）Fovea sign

尺骨小窩部の圧痛を調査する検査である[3]．尺側手根伸筋（ECU）腱と尺側手根屈筋（FCU）腱の間の soft spot で尺骨頭のすぐ遠位，尺骨形状突起の掌側部分を押さえた際に疼痛を訴えた場合，陽性となる．

2）DRUJ ballottement test

DRUJ の不安定性を調査する検査であり，上腕を机上に置いた状態で肘関節90°屈曲位，前腕と手関節中間位とし，検者が一方の手で橈骨と手根骨を固定し，もう一方の手で尺骨頭を把持して，掌側・背側方向への不安定性を評価する．

3）Piano key sign

DRUJ の動揺性を調査するテストであり，被検者の前腕を回内位で机上に乗せ，検者が尺骨頭を背側から押さえる．このとき動揺性を認め，尺骨頭が掌側・背側に移動する場合は陽性とする．

4）Ulno carpal stress test

尺側部疼痛を調査するテストであり，被検者の上腕を机上に置いた状態で肘関節90°屈曲，前腕と手関節中間位とし，検者は一方の手で被検者の前腕を把持し，他方の手で手関節を尺屈しながら回内・回外運動を行う．尺屈により軸圧を加えながら回内・回外を行った際に疼痛を訴えた場合を陽性とする．

5）合掌回外テスト

前腕回旋時の疼痛を調査するテストであり，両手の掌を合わせて手関節を背屈させ，合掌をした状態で，前腕を回内・回外する．DRUJ において疼痛が生じた場合を陽性とする．

2. 疼痛

炎症症状の有無を確認する．疼痛の評価には visual analog scale（VAS）や number rating scale（NRS）を用い，安静時痛や動作時痛，荷重時痛についてそれぞれ定量的，経時的に疼痛を評価する．スポーツ時には，どのような動作で痛みが強く出現するのか，痛みの程度や脱力感などを評価する．また動作を実際に再現して確認する．

3. ROM

初診時，運動開始時，開始後の診察時において，手関節の掌屈・背屈・尺屈・橈屈，前腕の回内・回外の関節可動域について評価する．またどの運動方向に疼痛が出ているのか，程度について VAS や NRS を用いて評価して記載する．

4. ADL

実際の ADL について具体的に，動作中のどこに問題があるのか，どのように問題になっているのか，問題の動作についてどのように作業しているのか，疼痛の程度も含めて評価する．特にペットボトルや雑巾絞りなどのひねり動作，チャックの開閉などのつまみを含む動作，荷重動作など疼痛を生じやすい動作について確認する．また ADL について主観的にどの程度困難を感じているかについて，disabilities of the arm, shoulder and hand（DASH）や，patient related wrist evaluation（PRWE）などの患者立脚型機能評価質問表を用いて評価を行う．

5. 握 力

健側と比較して評価する．疼痛を生じる場合はその有無も記載する．

装具療法

治療の初期には固定・安静のために装具，スプリント療法が用いられる．損傷靱帯は経時的に退縮し，周囲と癒着，瘢痕化する[4]．また不安定な状態での手の使用は，関節包，関節内滑膜の炎症を生じ，疼痛の増悪を招くため，急性期においては特に一定期間の患部の固定が重要となる．装具の目的は軸圧の軽減と前腕回内・回外や手関節掌屈・背屈，橈屈・尺屈の運動制御による組織の伸張予防である．我々は疼痛や関節不安定性を評価し，状態に応じてミュンスター型スプリントと cuff 型スプリントを作製して対応している．熱可塑性プラスチックを用いたスプリントは，水に強く，軽量であること，簡便に患者の手の状態に合

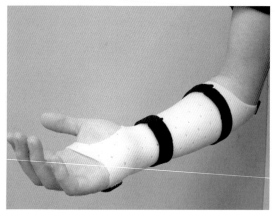

図 1. ミュンスター型スプリント

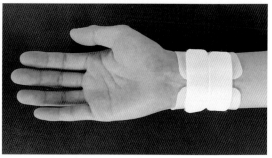

図 2. Cuff 型スプリント

わせて調整が可能なため，状態に応じて修正する．

1．ミュンスター型スプリント（MS スプリント）（図1）

上腕骨内側・外側上顆から MP 関節近位までを全周性に前腕・手関節を固定する[5]．DRUJ の解剖学的整復位である前腕回外位にて，近位・遠位橈尺関節を強固に固定することにより，前腕の回内・回外と，手関節の運動を強固に制御・抑制し，橈尺靱帯および実質部へのストレスを予防する．強固に前腕の回旋運動を制御できるため，橈尺靱帯が損傷し，DRUJ が不安定な症例に特に有用である．

2．Cuff 型スプリント（図2）

橈尺骨茎状突起から手関節中央部までを包み込むように固定し，全周性にバンドやスプリントにて DRUJ を固定し，求心圧を加えるものであり，手関節・前腕の運動は制限しない．遠位橈尺関節を求心的に固定することにより遠位橈尺関節の安定性を向上させ，尺側部への軸圧が軽減する[6]．Fovea 付着部損傷に用い，疼痛の改善が75%得られたとの報告もある[7]．固定範囲は狭く，他の装具と比較して生活内や仕事でも手を使いやすいため，筆者らは DRUJ の不安定性のない患者や運動開始期に生活内での補助としても用いている．

治療プロトコル（図3）

組織の修復過程に沿って，再損傷をきたさないように留意しながら段階的に可動域訓練や筋力強化などの機能訓練を進める．また ADL や趣味活動，スポーツなど，対象の生活内で重要な手の使用について評価し，症状の悪化をきたさないような手の使い方の理解が得られるよう指導していくことが重要となる．

1．固定・安静期（固定後2〜3週）

軟部組織の修復には8〜12週が必要となる．炎症・疼痛が改善する2〜3週の間は装具での固定にて関節の安静をはかる．その間，固定していない手指や肩，肘関節などの関節可動域訓練を行って維持・改善をはかり，固定が除去された際に手関節の運動が開始できるようにしておく．生活内では装具固定下に手を使用する指導を行う．

2．運動期（固定後3〜6週）

安静時の疼痛が消失し，軟部組織の修復が得られ始める固定後2〜3週頃より，装具は訓練時のみ除去し，可動域訓練などを開始する．疼痛自制内での愛護的な手関節，前腕の自動関節可動域訓練より開始する．運動時に疼痛や関節の不安定性を生じる場合には，cuff 型装具などで求心圧をかけながら実施する．ADL での患手の使用については，荷重や手関節の尺屈や前腕の回内・回外が強制されるような動作は避け，机上でのパソコンの使用や食事動作などの軽作業より段階的に行うように指導する．仕事や家事での使用については，繰り返しの運動が長時間となることが予測されるため，作業時間の調整や，疼痛・炎症の生じたときの安静・icing の実施などを具体的に説明しておく．

3．積極的運動期（固定後6〜8週）

固定後6〜8週が経過した頃より疼痛に注意しながら，他動運動での積極的な可動域訓練を開始する．また8週以降，関節不安定性と疼痛に応じて荷重訓練による最大伸張を実施する．この時期

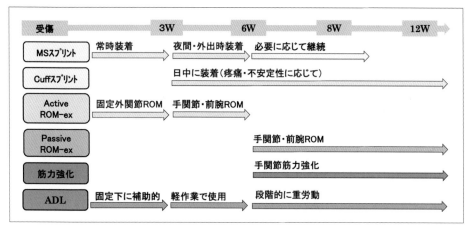

図 3. プロトコル

より，dynamic stabilizer として手関節の筋力強化を行う．筋力強化は，関節運動により組織が伸張されないように isometric での訓練より開始し，徐々に isotonic での訓練へと移行するようにする．装具については，疼痛や関節の不安定性の評価をしながら段階的に除去していく．状況に応じて夜間のみの固定を3〜6か月継続する．ADL では荷重や重量物の運搬，ペットボトルの開閉のような力を入れながらのひねり動作を疼痛に注意しながら行わせる．

スポーツ症例へのリハビリテーション

スポーツ損傷による TFCC 損傷においても，まずスポーツ歴や受傷機転，手の使い方をきちんと聴取し，損傷の経緯や疼痛を生じる動作を確認，評価する．スポーツ選手では尺骨突き上げ症候群や尺側手根伸筋腱炎などにより，尺側部痛を訴えることも多いため，画像所見なども含めて鑑別を行う．ゴルフスイングのフォロースルー，テニスでの強烈なトップスピンストロークやスマッシュ，剣道，バレーのレシーブ，野球での回外位での捕球，バッティングでのフルスイングに損傷が起こりやすいとされる[6)8)]．

受傷後の急性期においては，一般の外傷例と同様に固定・安静をはかる．また疼痛などを生じない範囲で，可能な部分の isometric での筋力強化をはかり，早期の競技復帰に備える．運動期では，自動運動より手関節，前腕の可動域訓練を開始する．固定後8〜12週の段階で段階的に競技への復帰を行うが，段階的に緩徐な動作や，荷重・外的負荷のかからない動作より開始とし，疼痛を生じる場合には適宜 icing の実施と，cuff 型装具やテーピングで保護しながら行うよう指導する．繰り返しの動作による損傷例では再発を防止するため，フォームなどの動作分析を行い，原因となるフォームの変更や dynamic stabilizer として手関節屈筋群・伸筋群の筋力増強をはかる．

スポーツの復帰に関しては，種目特性，レベル，時期，離脱可能な期間を十分考慮[9)]したうえで，選手・医師・セラピスト，必要に応じてコーチなどと連携しながら，復帰時期に合わせて固定や訓練のスケジュールを立てることが必要である．

当院での治療

当院での治療と結果について紹介する．

当院および関連機関を受診した TFCC 損傷患者11例12手（1例両側）に対し保存療法を行った．X線画像上，ulnar valiance は平均0.9 mm で全例に尺骨突き上げ症候群は認めず，DRUJ 間距離は平均2.4 mm であり，全例で DRUJ 間距離の開大を認めた．対象の性別は男性8例，女性3例．年齢は平均45.4±14.0歳．罹患手は右4手，左8手であった．

症例に対して誘発テストおよび評価を実施し，DRUJ の開大と疼痛を認めたため，MS スプリントを作製し固定を行った．固定開始から約3週間は安静のため昼夜ともにスプリントを装着とし，固定外関節である肩・肘・手指関節の可動域訓練

表 1. 治療結果

ROM（平均）		
前腕	回内	77.5±6.5°
	回外	89.1±2.9°
手関節	背屈	76.4±4.8°
	掌屈	68.2±10.3°
疼痛・スクリーニング		
疼痛		安静時痛0例，荷重時痛1例
Fovea sign		全例（－）
Ballottement test		全例（－）

と固定下での ADL 指導を行った．固定後3週より日中のみ固定除去し，前腕と手関節の自動での可動域訓練を開始した．また患手での軽作業を疼痛のない範囲で行うように指導した．固定後6〜8週でスプリントを完全に除去し，他動での可動域訓練を開始．段階的に荷重や買い物袋の運搬やゴミ出しなど重量物の運搬を行わせた．治療の結果，1例のみ荷重時に軽度の疼痛を認めたが，fovea sign，ballottement test は全例陰性となり，関節不安定性および疼痛が改善された．ROMにおいても全例健側比90%以上を獲得した（**表1**）．

おわりに

TFCC 損傷における保存療法でのリハビリテーションでは，受傷後急性期においては，関節の制動，局所の安静により損傷組織の回復をはかることが重要である．運動開始期からは，疼痛や関節の不安定性を評価し，症状の増悪をきたさないよう配慮して関節可動域や筋力の改善をはかる．また損傷組織に負荷のかかる動作や作業を指導し，患者自身に理解を促すことが疼痛再燃を予防するためには重要である．

スポーツ損傷での保存療法については，復帰までのスケジュールや個々の特徴に合わせ，固定期間や機能訓練，再発防止のための対応を検討する必要がある．

文 献

1) 中村俊康：TFCC 損傷の病態・診断・治療．*MB Ortohp*，**30**(4)：67-72，2017．
2) 面川庄平ほか：TFCC 損傷の徒手検査による診断．*MB Orthop*，**31**(7)：1-6，2018．
   Summary TFCC 損傷の徒手検査の実際について，靱帯部と円板部に分けて解説し，その根拠について述べられている．
3) 安部幸雄ほか：三角線維軟骨複合体（TFCC）損傷の治療．*MB Orthop*，**27**(4)：26-32，2014．
4) 田中利和：TFCC 損傷保存的治療とその限界．*MB Orthop*，**28**(10)：26-31，2015．
5) 成田大地ほか：当院における TFCC 損傷に対するスプリント療法．日ハンドセラピィ会誌，**9**(3)：121-125，2016．
6) 西出義明：手関節尺側部のスポーツ障害に対するリハビリテーションとリコンデショニングの実際．山口光國（編），投球障害のリハビリテーションとリコンデショニング，pp.233-248，文光堂，2010．
   Summary アスリート選手における手関節尺側部痛に対する評価，装具，経時的なセラピィについて述べられている．
7) 大西正展ほか：TFCC Fovea 付着部損傷に対する装具療法．日手会誌，**30**(3)：300-302，2013．
8) 中村俊康：TFCC 障害の治療法．関節外科，**30**(3)：337-343，2011．
9) 富田一誠ほか：スポーツによる TFCC 損傷の関節鏡視下修復術によるメリットと治療効果．日手会誌，**35**(5)：1023-1027，2019．

MB Med Reha **No.244**：**53-57**, 2020

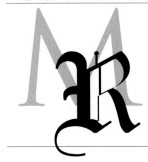

特集／手外科リハビリテーション診療

母指手根中手(CM)関節症に対する リハビリテーション

関澤遼平[*1]　　岡崎真人[*2]

Abstract　　手の機能の中心的存在である母指が障害されると，食事や整容，家事動作など様々な場面で日常生活に重篤な影響を与える．母指 CM 関節症は保存療法での治療効果が高く，投薬や良肢位保持のための短対立装具の作成，関節内ステロイド注射などを行う．装具は患者 1 人ひとりに合わせてオーダーメイドで作成するべきと考える．保存療法で軽快が得られなかった場合は関節形成術や関節固定術など，手術療法の適応となる．

Key words　　母指手根中手関節症(thumb basal arthritis)，保存療法(conservative treatment)，装具(orthosis)，日常生活動作(activities of daily living)

解　剖

母指 CM 関節は第 1 中手骨と大菱形骨により構成される．屈曲伸展，内転外転の 2 種類の運動軸を有している鞍状関節であり，それらを複合した「対立運動」も行う母指の key joint である．骨形態よりも靱帯・関節包などの軟部組織が関節安定に重要な役割を担っており，特に deep anterior oblique ligament(dAOL，通称：beak ligament)，first intermetacarpal ligament(IML)，dorsoradial ligament(DRL)などが重要とされる[1]．

母指 CM 関節症の病態

母指 CM 関節には母指運動に伴う負荷が集中しやすく，母指–示指での tip pinch(指尖つまみ) 1 kg で母指 CM 関節面には 12 kg の圧力がかかると報告されている[2]．そのため，職業や日常生活動作で長年，手を酷使していると，第 1 中手骨基部掌側から関節症変化が進行していくことが多い[3]．背側方向へ偏位した中手骨基部が徐々に亜脱臼位となり，さらに母指内転筋の作用で第 1 中

手骨遠位が牽引されるため，母指は内転拘縮をきたすことが多い．

分　類

母指 CM 関節症の重症度の分類には単純 X 線側面像を用いた Eaton 分類が汎用されている[4]．本分類は 1973 年に発表され，1984 年に改訂されており，両者がしばしば混同されている．ここでは新分類について述べる．

Stage I：明らかな関節症変化がなく，関節液の貯留による関節裂隙の軽度の開大がみられることがある(**図 1**)．

Stage II：関節裂隙が狭小化し，2 mm 以下の骨棘・遊離体がみられる(**図 2**)．

Stage III：明らかな関節症性変化があり，著明な関節裂隙の狭小化，骨硬化や骨嚢胞，2 mm 以上の骨棘・遊離体がみられる(**図 3**)．

Stage IV：舟状大菱形小菱形骨間(STT)関節にも関節症性変化がみられる(**図 4**)．

[*1] Ryohei SEKIZAWA，〒 167-0035 東京都杉並区今川 3-1-24　荻窪病院リハビリテーション室
[*2] Masato OKAZAKI，荻窪病院リハビリテーション室，部長・手外科センター，センター長

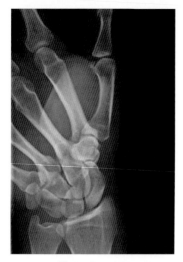

図 1. Stage I

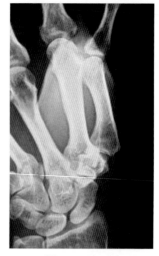

図 2. Stage II

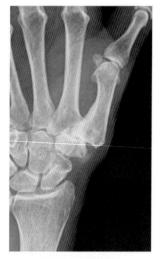

図 3. Stage III

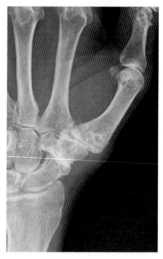

図 4. Stage IV

症 状

母指は ADL 動作や家事動作において使用頻度の高い指であり，母指 CM 関節症患者は日常生活の様々な場面で疼痛や不快感を感じている．

ADL 動作では，「箸で食べ物を掴む」「ズボンを足元から持ち上げる」「頭を洗う」「靴紐を結ぶ」「ペットボトルを開ける」「爪を切る」などの場面で，家事動作では，「包丁を握る」「菜箸を使う」「洗濯ばさみをつまむ」などの場面で疼痛を訴えることが多い．これらの動作は母指を屈曲内転方向へ誘導する運動であり，中手骨基部を背側方向へ偏位させる力が働く．徐々に母指 CM 関節が亜脱臼位となり，母指外転が制限されて内転拘縮をきた

すと，代償的に MP 関節が過伸展（ジグザグ変形）することが多い．

当疾患の特徴として，関節症の stage がまだ進行していないにもかかわらず激しい疼痛を訴える方や，関節変形が著明なのにもかかわらず疼痛の訴えが少ない方など，画像所見と症状に乖離がしばしばみられる点が挙げられる．これは変形の進行度よりも，関節の不安定性あるいは関節内の滑膜炎などが影響していると考えている．

保存療法

保存療法として，まず生活の中での酷使や疼痛を誘発する動作を避けるように指導を行ったうえで，母指 CM 関節の良肢位保持のため短対立装具

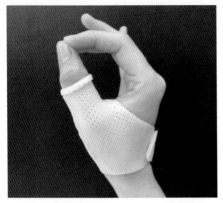

図 5. 当院で作成している短対立装具

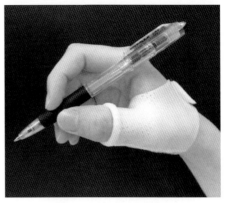

図 6. つまみ動作が可能

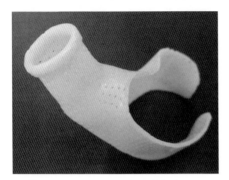

図 7. サムホールはきつすぎないように作成

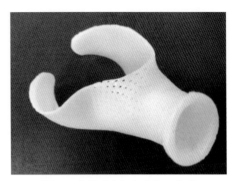

図 8. 小指球を包むように作成

を作成する．NSAIDs などを用いた疼痛コントロールを行う場合もある．疼痛が強い場合には関節内ステロイド注射を行う．保存療法は Eaton 分類 stageⅠ・Ⅱで約 70～90％，stageⅢ・Ⅳでも約 50～70％に有効と報告されており[5]，保存療法は積極的に患者に勧めるべき治療であると考える．

当院における装具療法の実際

1．素材

当院では頑強なうえに軽量，かつ薄いことにより装着したときの不快感の少ないオルフィットソフトを用いて作成している．装具療法では長期間の装着が必要になるため，"着け心地"は非常に大切な要素である．最近では orficast というニット素材を使用した，簡便かつ手触りの良いスプリントを使用する症例も増えてきている．従来の硬性・軟性装具やゴム紐バンドで簡易的に母指を包む方法など，患者のコンプライアンスに応じて検討する必要がある．

2．固定範囲，肢位

原則として手関節と母指IP関節は固定せず，つまみ・握り動作を行いやすい母指対立位で固定する（図5）．母指MP関節は固定したほうが良いという意見と必要ないという意見があるが，MP関節過伸展がない指では装具装着前後で有意に疼痛が改善し，過伸展がある指では改善が得られなかったと報告されており[6]，当院ではMP関節を軽度屈曲位で固定するようにしている．過伸展変形に対する矯正スプリントの役割も担う．装具を継続して使用してもらうには，「箸・ペンを持つ」「小銭をつまむ」「ページをめくる」などの指先を使った軽作業が装具を装着したまま行えるように作成することが重要である（図6）．「仕事の都合でもっと指が曲がるほうが良い」「親指が掌にもう少し近いほうが良い」などの要望がある場合も少なくないため，対立の角度は個々に合わせた微調整が必要になる．

3．作成上の工夫

1）固有指部の周径（図7）

患者の母指のジャストサイズに作成すると，脱着がスムースに行えず，コンプライアンスが低下し，長期間スプリントを装着することが難しくなる．母指部分は密着させず，ややゆとりを持たせる周径に作成することを心がけている．

2）小指球部

つまみ・握り動作を行う際に装具が皮膚に食い込んで疼痛や不快感の原因とならないよう，小指球を包みこむように作成することが大切である（図8）．小指球を包む，つまり患者の手のアーチに合わせて作成することで，手作業を行っている際の"フィット感"が向上する．

4．生活指導

当院ではスプリント装着開始後3か月は，1日23時間（入浴，手洗い以外）装着するよう説明している．箸の使用・歯磨き・着替えなど日中行う身辺動作では必ず装着し，また夜間就寝時も装着する．スプリントは患者の手の形に合わせて成型しているため，炊事や「皿洗い」の際も外さずに少し大きめのゴム手袋を上からはめて使ってもらうように指導している．3か月以降は疼痛に応じて自己調整を許可するが，疼痛軽減という成功体験を得た患者は装着を継続することが多い．

禁忌動作についても説明を行う．基本的に疼痛を誘発するような手の酷使は禁止する．経験上，特に，「洗濯ばさみ」「菜箸」は「スプリントを装着したままでも痛い」との訴えが多いため，筆者は極力行わないようにと指導している．

手　術

保存療法で症状が軽快せず，疼痛のため ADL障害が大きい患者は手術適応となる．どの手術法も一長一短があるので，関節症の程度，年齢，患者の活動性，職業などを考慮しつつ，患者本人とよく相談して手術方法を選択する．当院では主に関節形成術あるいは関節固定術を行っている．

1．靱帯再建術

関節不安定性があり，関節症変化が軽度（Eaton分類 stageⅠ・Ⅱ）の患者に対して適応がある．FCR 半裁腱を用いて AOL を再建する Eaton-Littler 法[4]などがある．再建した靱帯の緊張度に注意する必要があり，緊張が高すぎると術後に内転拘縮を生じて flat palm ができなくなることもある．

2．第Ⅰ中手骨骨切り術

骨軸をやや外転位に矯正することで母指内転位拘縮を改善し，CM 関節にかかる負担を軽減する目的で行われる．Eaton stageⅠ・Ⅱが適応と考えるが，奥山[7]は stageⅢ・Ⅳの症例にも適応があると述べている．

3．関節鏡視下手術

関節滑膜切除，遊離体摘出，大菱形骨の部分切除や骨棘切除を鏡視下に行う．近年は同時に靱帯再建，関節形成術を行うこともある[8]．

4．関節形成術

Eaton 分類Ⅱ・Ⅲ・Ⅳの患者に対して適応があり，強いピンチ力よりも可動域温存を優先したい患者に対して良い適応と考えている．大菱形骨の処置方法（全切除，部分切除），自家腱を用いた靱帯再建や腱球挿入の有無など，様々な組み合わせで多くの方法があり，自家腱の代わりに Mini TightRope® を用いて母指中手骨を吊りあげる術式も報告されている[9]．

現在最も汎用されている術式であるが，ピンチ力低下，母指 MP 関節の過伸展変形，中手骨の沈み込みによる疼痛遷延や再発などの問題がある．

5．関節固定術

可動域よりもピンチ力の温存を優先したいEaton stageⅡ・Ⅲの患者が適応と考える．除痛効果に優れるが，母指対立運動の可動域制限により巧緻性の低下が懸念される．洗顔の際に第1指間からの水漏れが気になる，flat palm ができない，との声が多い印象がある．また，術後長期合併症として，隣接関節の疼痛の発生が危惧される．

6．人工関節置換術

Eaton 分類Ⅲ・Ⅳの患者に対して適応がある．

人工関節のゆるみや沈み込み，脱臼などの問題があり，長期成績が安定していないため，当院では行っていない．

手術後のリハビリテーション

　術式によって後療法は異なる．ここでは当院で主に行っている関節形成術について紹介する．

　手術後に thumb spica splint にて3週間固定を行う．その期間は母指 IP 関節，示指〜小指，肘・肩関節などの隣接関節の拘縮および，筋力低下，運動習慣の低下を予防することを目標としたリハビリテーションを行う．シーネの重みや患部の疼痛によって患手を庇い過ぎてしまい，強張った状態で生活をする患者が多くみられ，ひどい場合は肩関節周囲炎類似の状態に陥る患者も少なくない．患者1人ひとりに合わせた細かな生活状況の聴取や ADL 動作の指導，自動運動の指導を行う．特に，手術部位近傍を走行する FPL・EPL 腱の癒着防止のため，母指 IP 関節の自動運動を指導することが重要である．

　手術後3週で母指 CM 関節の自動運動を開始する．Kapandji 法に準じた母指対立運動や掌側・橈側への外転運動を進めていく．箸やペン，ボタンなど ADL に必要な身辺動作（軽作業）の指導を行い，自宅でも実践してもらうように促す．リハビリテーションのとき以外は短対立装具を併用し，その脱着は疼痛に応じて患者の判断に任せている．

　術後2か月から徐々に負荷を増していく．「洗濯ばさみ」や「菜箸」などを実際にセラピストと一緒に行い，つまみ方や道具の持ち方などの指導を行う．無理な握力練習などは行わず，疼痛に応じて負荷をかけていくことが重要であると筆者は考える．

まとめ

　母指 CM 関節症は保存療法が有効なことが多く，積極的に実施することが望ましい．装具療法を行う場合には，保存療法であっても手術後であっても，セラピストが患者1人ひとりに合わせたオーダーメイドの物を使用するほうが治療効果をより高めるものと考える．

文　献

1) 三浪明男ほか：母指手根中手関節変形性関節症．三浪明男（編），カラーアトラス　手・肘の外科，pp. 351-352，中外医学社，2007.
2) Cooney WP 3rd, et al：Biomechanical analysis of static forces in the thumb during hand function. *J Bone Joint Surg*, **59-A**：27-36, 1977.
3) 森崎　裕：変形性母指手根中手（CM）関節症．*MB Orthop*, **30**(2)：29-34, 2017.
　　Summary　母指 CM 関節症についての基礎から手術までわかりやすく解説している．
4) Eaton RG, et al：Ligament reconstruction for the painful thumb carpometacarpal joint. A long-term assessment. *J Hand Surg*, **9-A**：692-699, 1984.
5) 川島秀一：母指 CM 関節症の保存療法．*J MIOS*, **67**：17-23, 2013.
6) 岡崎真人：母指 CM 関節に対する装具療法．*Bone Joint Nerve*, **3**：325-329, 2013.
　　Summary　より臨床的かつ実践的な視点で装具療法についての統計をまとめている．
7) 奥山訓子：母指 CM 関節に対する第1中手骨外転対立位骨切り術．関節外，**26**：79-85, 2007.
8) 坂野裕昭：母指 CM 関節症に対する suture button suspensionplasty を用いた鏡視下関節形成術．*MB Orthop*, **31**(1)：51-58, 2018.
9) Yao J, et al：Thumb basal joint. Utilizing new technology for the treatment of a common problem. *J Hand Ther*, **27**：127-133, 2014.

MB Med Reha **No.244**：**58-63**, 2020

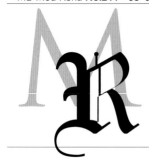

特集／手外科リハビリテーション診療

Heberden 結節・Bouchard 結節の治療とリハビリテーション

林原雅子*1　松下久美*2

Abstract　手指変形性関節症である Heberden 結節（DIP 関節），Bouchard 結節（PIP 関節）は疼痛や変形がみられる中高年女性に多い疾患である．疼痛については自然軽快することも多く，治療方針は内服，運動療法，テーピング，装具療法などの保存治療が主体である．保温効果や適度な安定性が治療効果に寄与しており，患者のニーズに応じた様々な装具が考案されている．しかし，症状が強く，日常生活に支障が出る場合は手術が行われる．Heberden 結節に対しては，除痛や変形改善を目的に関節固定術や関節形成術が行われることが多い．一方，Bouchard 結節では疼痛に加えて可動域制限も治療目的であり，関節可動域の温存される関節形成術や人工関節置換術が行われることが多い．人工関節置換術は掌側アプローチで比較的良好な治療成績が得られている．術後は疼痛に応じて早期から可動域訓練を開始して，可動域の維持，改善に務める．

Key words　ヘバーデン結節（Heberden's nodule），ブシャール結節（Bouchard's nodule），変形性関節症（osteoarthritis）

はじめに

　手指に生じる変形性関節症（OA）は，しばしば疼痛や可動域制限，握力低下をきたす疾患である．DIP 関節の OA を Heberden（ヘバーデン）結節，PIP 関節の OA を Bouchard（ブシャール）結節と呼んでいる．変形については美容的なものとして扱われることもしばしばあり，また外見や X 線変化と症状が一致しないことも多い．疼痛は自然軽減することも多いため，self-limiting disease といわれているが，約半数は変形性変化が進行するとの報告[1]もある．治療は非荷重関節であるため，関節保護や安定化を主体とした保存療法が主体であり手術適応は限られている．本稿では手指 OA に対する各種保存療法および手術方法，術後のリハビリテーションを中心に述べる．

診　断

　一般的に OA には原因がはっきりしない一次性（特発性）と，外傷，感染など原因が明らかである二次性があり，Heberden 結節や Bouchard 結節は一次性の OA である．また関節リウマチ（RA）や乾癬性関節炎など手指の変形をきたし得る全身性の疾患を除外する．

　理学所見では，関節部の腫脹，屈曲拘縮，側方偏位がみられ，時に発赤や熱感などをきたすこともある．特に DIP 関節には嚢腫形成（粘液嚢腫）を生じることもある．単純 X 線では関節裂隙の狭小化，軟骨下骨の硬化像，骨棘形成や関節面の不整像を認める（**図 1**）．また erosive osteoarthritis（EOA）[2]と呼ばれる疾患群では臨床症状が強く，X 線上，軟骨下骨のびらんや骨吸収像と皮質骨の破壊がみられる．

*1　Masako HAYASHIBARA，〒 683-8504　鳥取県米子市西町 36-1　鳥取大学医学部整形外科，講師
*2　Kumi MATSUSHITA，鳥取大学医学部付属病院リハビリテーション部，作業療法士

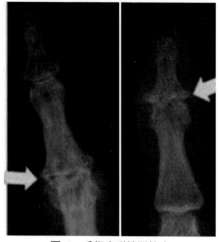

図 1. 手指変形性関節症

治　療

　まずは保存治療を行い，無効例では手術治療を選択する．ただし，最初から手術を希望する場合はこれに限らない．

1．保存治療
1）投　薬

　消炎鎮痛剤の短期投与，あるいは夜間の消炎鎮痛剤外用も行われることがある．四肢の冷え性を自覚する場合は，末梢循環血流改善目的にビタミンE製剤を処方するとの報告[3]もある．

2）関節注射

　ステロイドの関節注射を行うことがある．桑原はトリアムシノロン4 mg（ケナコルト®）と1％メピバカイン（カルボカイン®）をそれぞれ0.1 mlずつ1 mlシリンジに入れて30 G針で行っている[3]．

3）運動療法

　運動療法は安全で副作用もなく医療経済的に優れた方法である．海外では近年運動療法の有効性が報告されるようになってきており，エビデンスも報告されている．患者教育で関節保護指導を行い，疼痛のない機能的可動域の拡大・筋力維持，関節安定性の維持，手指変形の予防を目的にホームエクササイズを指導する[4]．国内では岩瀬らが疼痛の軽減を報告[5]している．また海外では日常生活指導およびホームエクササイズで疼痛だけでなく握力改善も報告[6]されている．認知行動療法の機序が働いたとも考えられている．

4）テーピング

　関節を安定化させる効果によって除痛が得られる．様々なテーピング方法，テープ素材が報告されている．いずれも長時間の装用により接触性皮膚炎や皮膚の浸軟を生じる恐れがあるため日中のみ装着するよう指示する必要がある．白井らは手指関節背側に複数枚の紙テープを貼付する背側テーピング法を報告している（図2, 3）[7]．これは背側のテープにより屈曲時に背側が突っ張るため伸展制動されるが，指腹の触覚を犠牲にせず長時間貼付しても皮膚が蒸れにくいという利点があ

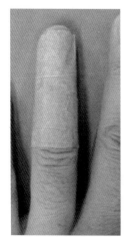

図 2. テーピングの実際
　　（文献7より引用）

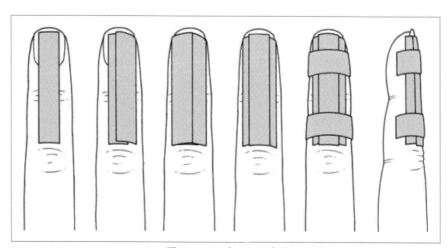

図 3. テーピングの手順

（文献7より引用）

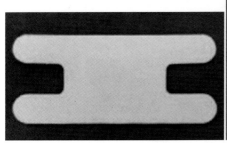
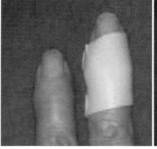
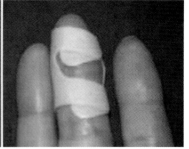

図 4. DIP エイド

（文献 8 より引用）

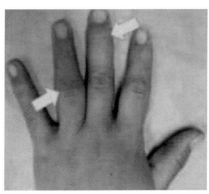
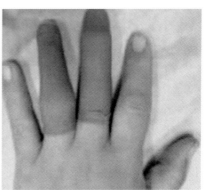

図 5. 手袋サポーター

る．桑原は DIP 関節に対するテーピング療法を報告している[3]．伸縮性のある布製テープを 8 の字のように関節に巻き付けて安定化する方法や，DIP 関節固定専用テープ（虎竹社製 DIP エイド®）の利用を述べている（**図4**）[8]．DIP エイドは水仕事が可能であるという利点がある．いずれも指尖部を避けて貼付することで指先の感覚が温存され，手指の利用を妨げない．いずれの方法にしても，毎回の装用が面倒な場合は他の方法が望ましい．

5）装 具

a）副子固定：症状が強い場合は，アルミシーネ固定を一時的に行う．舌圧子（ディスポーザブルの木製）を指の形に合うよう整形することで厚みを軽減することもできる．

b）サポーター：筆者ら[9]は手術用手袋の指部分を切ったものをサポーター（**図5**）として装着することで，おおむね 2 か月以内に除痛効果を得ている．可動性と指腹の知覚が保たれる，関節の動きが損なわれない，保温効果や適度な関節の安定性が得られるという利点がある．ただし，指が細く規格が合わない場合や変形が強いものには適応

外であった．また市販の手指用サポーターも有用である．

c）スプリント：DIP 関節を中心に様々なスプリントの有用性が報告されている．Ikeda ら[10]は DIP 関節に対するカスタムメイドスプリントを報告し，疼痛は 6 割軽減し，機能改善も得られたとしている．千馬ら[11]は腱性槌指に用いられる 8 の字装具をより小さく改良したもの（プラスチック製）を報告している．自動伸展屈曲がほぼ制限なく可能であり，固定による日常生活動作の不便さを軽減させ，水仕事も可能である．これは DIP 関節だけでなく PIP 関節にも有効である．PIP 関節に関して水谷ら[12]は機能的スプリントとして素材を柔軟性のある軟性ポリエチレンとすることで同様の問題を克服している．さらに両側の支柱を補足することで可動性を持たせ，素材の特性から水仕事でも使用できる．また柔らかめのものとしては熱可塑性ニット素材（**図6**）や熱可塑性レジン（**図7**）なども有用である．

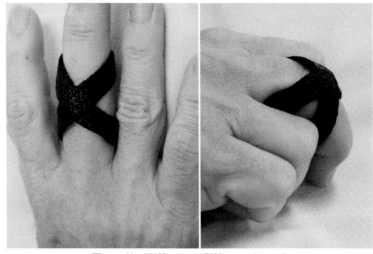

図 6. 熱可塑性ニット素材のスプリント

2. 手術療法

1）DIP 関節

保存治療が無効な場合に関節固定術が行われることが多いが，可動域を温存する関節形成術も近年報告がみられる．また粘液嚢腫の治療として，嚢腫切除は行わず骨棘切除および関節包切除の有効性が散見される．

a）関節固定術：DIP 関節を母指は 0〜15°，示指から小指は 0〜20°[13]，あるいは男性なら 20〜30° が望ましい[14]などの報告がみられる．通常は背側から展開し，軟骨下骨を切除して固定するが，小切開での固定[15]も報告されている．固定材料は，Kirschner 鋼線（K-wire），サージカルワイヤ（90〜-90°，Robertson 法），K-wire＆サージカルワイヤ（Lister 法），headless compression screw（**図8**）がある．基本的には自主訓練が主体である．

(1) K-wire クロスピンニング：DIP 関節を 4 週間アルフェンスシーネあるいは static splint で固定する．MP 関節，PIP 関節は自動 ROM 訓練を行う．

(2) Intraosseous wiring：外固定は必ずしも必要はない（痛みがあれば軽減するまで行う）．PIP 関節の自動運動は翌日から行い，術後 1 週で軽い手の使用を許可する．PIP 関節への積極的な運動は術後 4 週から開始する．

(3) Headless compression screw：外固定の必要はないが，痛みが軽減するまでの簡単な外固定

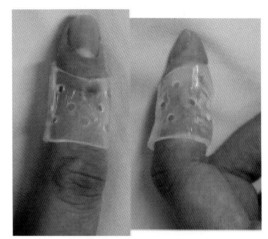

図 7. 熱可塑性レジンのスプリント

はあっても良い．翌日から PIP 関節の自動他動 ROM 訓練を行う．日常生活動作は翌日から許可する．

b）関節形成術：背側より Y 切開あるいは H 切開で展開し，関節包を切開して骨棘や滑膜を切除する．術後外固定は行わず，痛みに応じて，あるいは 3, 4 日目から自動可動域訓練を開始する．それ以降，疼痛のない範囲で手の使用を許可する．他動運動は行わない．また経過中に屈曲変形が目立つようであれば，夜間の伸展装具固定を追加する．粘液嚢腫に対する治療の場合，近年では嚢腫切除は行わず，嚢腫の茎および関節包と骨棘を切除する方法が一般的になっている．外固定については行わないとする報告[16]から，1, 2 週間程度伸展位固定する[17]ものまで意見の一致をみない．し

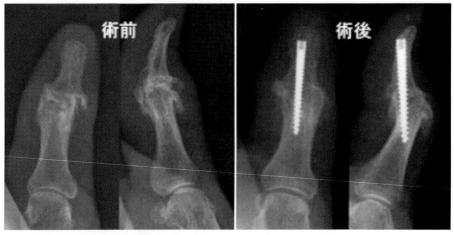

図 8. Headless compression screw

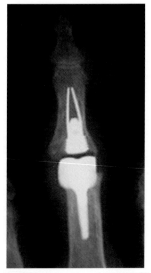

図 9. Self-locking 人工指関節

かし皮膚が脆弱であることから，少なくとも抜糸までは積極的に動かすことは控えるべきである．

2）PIP 関節

強い疼痛と運動制限が長期に続き，保存治療に抵抗性の症例に適応されるが，適応症例は限られる[18]．主に関節温存手術（関節形成術），関節固定術，人工関節置換術の 3 つが行われる．

a）関節形成術：X 線病期分類である麻生分類 stage 3（関節裂隙の狭小化が著明で，関節面の不整像や適合不全を伴い，骨棘形成も著しい）までの症例に適応がある[19]．骨棘や関節滑膜の切除を行うことで，関節変形を食いとどめることはできないが，疼痛の軽減とある程度の可動域改善は得られる．比較的低侵襲であり，試みても良い方法である．後療法は，隣接指との buddy taping を 2 週間行い，痛みに応じた手の使用とする．

b）関節固定術：固定された指の機能障害が強く，基本的には適応とはなりにくいが，関節破壊が高度で骨欠損が大きい場合や側副靱帯の損傷がある場合には適応となる．また示指についてはピンチ力と側方安定性が求められるため，他の指に比べて適応となりやすい．固定には鋼線，スクリュー，ロッキングプレートなどが用いられる．後療法は，固定性に応じて外固定を行うが，DIP 関節の拘縮予防は直後から行う．

c）人工関節置換術：関節破壊があり側副靱帯が温存され，骨量が保たれている場合に適応である（**図 9**）．しかし，指用人工関節は運動性，支持性，耐久性に優れたものは完成していないため，患者の年齢，性別，職業などの背景を十分考慮する必要がある[19]．背側あるいは掌側アプローチで行い，インプラントはシリコンまたは表面置換型に大別される．後療法は背側アプローチでは術後伸展位で 2 週間アルミシーネ固定を行う．2, 3 日で朝夕 2 回屈曲 30〜40°の自動運動を開始し，段階的に屈曲角度を増大させていく．2〜4 週間後まで MP 関節過伸展制限付きアウトリガースプリントで他動伸展自動屈曲訓練を行う．伸展不全がみられる場合は夜間伸展シーネを継続する．掌側アプローチの場合は，翌日から隣接指と buddy taping とし，PIP 関節は自動運動および愛護的他動運動を開始する．術前の拘縮が著しい症例には，屈筋腱縫合後の Kleinert 変法や Duran 法に準じた方法で早期から運動療法を行う．

文　献

1) Harris PA, et al : The progression of radiological hand osteoarthritis over ten years : a clinical follow-up study. *Osteoarthritis Cartilage*, **2** : 247-252, 1994.

2) Peter JB, et al : Erosive osteoarthritis of the hands. *Arthritis Rheum*, **9** : 365-388, 1966.

3) 桑原眞人 : Heberden 結節. *PEPARS*, **66** : 41-47, 2012.
   Summary Heberden 結節の各治療法についてわかりやすく説明されている.

4) 池口良輔 : 手の変形性関節症に対する理学療法・エクササイズ. 整・災外, **61** : 581-589, 2018.
   Summary 手指 OA についての運動療法が図による解説で詳しく述べられている.

5) 岩瀬嘉志ほか : 手指変形性関節症における運動療法の有効性についての検討. 日手会誌, **35** : 466-469, 2018.

6) Hennig T, et al : Effect of home-based hand exercises in women with hand osteoarthritis : a randomized controlled trial. *Ann Rheum Dis*, **74** : 1501-1508, 2015.

7) 白井久也ほか : Heberden 結節, Bouchard 結節に対するテーピング療法. 関節外科, **30** : 935-940, 2011.

8) 佐竹博史ほか : 手指関節用テーピングテープで治療した手指変形性関節症. 日手会誌, **30** : 999-1002, 2014.

9) 林原雅子ほか : 指節間関節変形性関節症に対する手術用手袋サポーターの試み. 日手会誌, **31** : 453-456, 2015.

10) Ikeda M, et al : Custom-made splint treatment for osteoarthritis of the distal interphalangeal joints. *J Hand Surg Am*, **35** : 589-593, 2010.

11) 千馬誠悦ほか : 手指変形性関節症に対する装具療法. 日手会誌, **35** : 126-129, 2018.

12) 水谷陽子ほか : Bouchard 結節に対する機能的スプリント療法の効果. 臨整外, **48** : 693-697, 2013.

13) Brockman R, et al : Small Joint Arthrodesis Operative Hand Surgery. 3rd ed, pp. 99-111, Green DP ed. Churchill Livingstone, 1993.

14) Faithfull DK, et al : Small joint fusions of the hand using the Herbert Bone Screw, *J Hand Surg Br*, **9**(2) : 167-168, 1984.

15) 桑原眞人ほか : Heberden 結節に対する小切開関節固定法. 整・災外, **55** : 207-212, 2012.

16) 轉法輪光ほか : Heberden 結節に伴った粘液嚢腫に対する骨棘切除術の患者満足度調査. 日手会誌, **31** : 134-136, 2014.

17) 山下泰司ほか : Heberden 結節に合併した指粘液嚢腫に対する骨棘切除術の成績. 日手会誌, **33** : 804-807, 2017.

18) 麻生邦一 : Bouchard 結節の臨床像と治療. 関節外科, **30** : 929-933, 2011.
    Summary Bouchard 結節について診断から治療法まで総合的に述べられており, 疾患を理解しやすい.

19) 櫛田学 : 有痛性 Bouchard 結節に対する関節形成術. 日手会誌, **30** : 779-782, 2014.

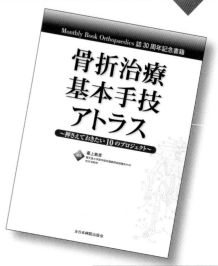
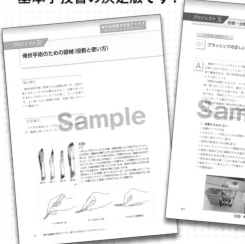
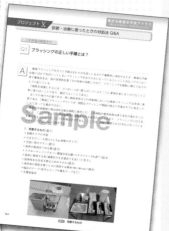

MB Med Reha **No.244**：**65-71**, 2020

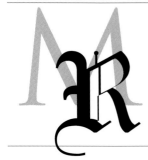

特集／手外科リハビリテーション診療

手根管症候群の保存療法とリハビリテーション

原 友紀[*1] 久保匡史[*2]

Abstract 手根管症候群の保存療法としてのリハビリテーションと，手術後のリハビリテーションについて概説した．スプリント療法，手根管内ステロイド注射療法，生活動作指導について最近の知見を紹介し，保存療法の実際について筆者らの治療を中心に記載した．保存療法の適応と限界，評価法についても述べた．手術療法後のリハビリテーションについて特に母指対立再建術後の後療法について記載した．

Key words 手根管症候群(carpal tunnel syndrome)，スプリント療法(splinting)，神経滑走運動(nerve grinding exercise)，生活指導(activities of daily living guidance)

はじめに

手根管症候群は最も頻度の高い絞扼性神経障害であり，中年の女性に好発する．本稿では，手根管症候群の保存療法としてのリハビリテーションと，手術後のリハビリテーションについて概説する．

手根管症候群の治療は，自然軽快例も存在することから著しい筋萎縮を伴うような重症例でなければ，まず保存療法を一定期間行い，効果不十分の場合，手術療法を検討するのが一般的である．米国整形外科学会(American Academy of Orthopedic Surgeons；AAOS)の手根管症候群に対する診療ガイドライン(2016年)では手根管内注射，スプリント療法，ステロイドの服用やケトプロフェン外用，磁気療法などが保存療法として推奨されている[1]．

どの保存療法が有効か，例えば注射療法とスプリント療法を比較して，どちらが有効かという研究は多く報告されているが，実臨床では保存療法のうちどれか1つだけを選択して実施するということにメリットはなく，様々な保存療法を併用して手術に移行しないで済むように導くのが治療の本質である．

2007年に筆者らは，日本手外科学会会員を対象とし，手根管症候群の診断と治療に関する全国規模のアンケート調査を行った[2]．日本手外科学会会員がどのような保存療法を行っているかについてと保存療法の期間は図1のとおりで，スプリントなどによる安静療法，NSAIDsやビタミンB12の内服治療，生活指導，手根管内ステロイド注射が代表的な保存療法といえる．保存療法期間は3か月以内との回答が最も多く，6か月を超えないとの意見が大半であった．

スプリント療法

スプリント療法について過去に様々な報告があり，手関節の肢位について，背屈スプリントと中

[*1] Yuki HARA, 〒305-8575 茨城県つくば市天王台1-1-1 筑波大学医学医療系整形外科，講師
[*2] Tadashi KUBO, 同大学附属病院リハビリテーション部，作業療法士／埼玉県立大学大学院保健医療福祉学研究科博士後期課程

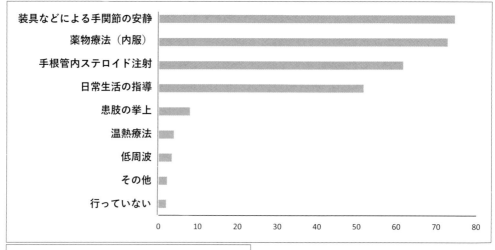

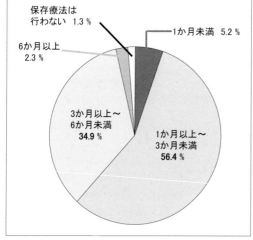

$\dfrac{a}{b}$

図 1.
手根管症候群の診断と治療に関するアンケート
　a：実施している保存療法の種類（複数回答
　　可）
　　（文献 2 より引用，改変）
　b：保存療法期間
　　（文献 2 より引用）

間位スプリントのどちらが有用か，スプリントの装着法について掌側型と背側型のどちらが有用か，素材は軟性と硬性のどちらが有用かなどの議論が展開されてきた.

　スプリント療法は，手関節の安静により屈筋腱滑膜の腫脹を減少させ，手根管内圧を低減することで症状の改善が得られる治療法と考えられている．Gelberman らは，手術症例を対象に手関節肢位による手根管内圧の変化を検討し，手関節中間位で最も手根管内圧が低いことを報告した[3]．その後，手関節背屈スプリントと中間位スプリントの盲検化比較試験が行われ，中間位スプリントの有用性が報告されている[4]．スプリントを手関節の掌側に当てるか背側に当てるかについては，それぞれの有用性が多数報告されている．装着時間は長いほうが有効性は高いが[5]，終日装着することが難しい症例も多いとされている．Luchetti ら

は，手根管症候群患者の手根管内圧を 2 時間毎に測定する研究を行い，最も手根管内圧が高かったのは朝 6 時であったと報告した[6]．自験例では，夜間から明け方の手のしびれと痛みのある場合，夜間スプリント装着が奏効する症例が多く，良い適応であると考えている.

　スプリント療法の適応について，本邦では，電気生理学的重症度を指標にした報告がいくつかあり，信田は，短母指外転筋遠位潜時（距離 70 mm）8 ms 未満の症例はスプリント療法有効率80.7%，8 ms 以上でも 49.1%の症例に有効であったと報告した[7]．スプリント療法は，低侵襲な治療法であり，重症例であってもまず試みて良い治療法であると考える．しかし，必ず経時的な効果判定を行い，無効の場合は次の治療を選択することを忘れてはいけない.

表 1. 正中神経滑走運動法の患者指導用パンフレット

手根管症候群患者のための生活動作指導

① 疾患理解：手根管症候群とは？

症　状

親指，人指し指，中指，薬指の半分にしびれや痛みが出ます．初期ではこのしびれ・痛みは明け方に強く，目を覚ましたときに手にしびれや痛みがあります．手を振ったり，指を曲げ伸ばしするとしびれ・痛みは一時的に楽になることがあります．手のこわばり感を感じることもあります．ひどくなると親指の付け根の筋肉が痩せて，親指と人差し指できれいな OK サインができなくなり，小さなものがつまみにくくなります．

病　態

正中神経が手首にある手根管というトンネルの中で圧迫された状態です．そこに手首の運動が加わることでトンネル内の圧が高まり，発症すると言われています．

② 禁忌姿勢と推奨姿勢

× 手首を曲げたり伸ばしたりする繰り返しの運動
× 持続的にものを握り続ける動作
× 振動がある道具や工具は使用を避ける
× 頻繁な持ち上げ動作
○ ものを握るときは手首を曲げる動作を避ける
○ 手首はまっすぐが良い
○ 家事や仕事でも手首の状態を意識することが重要

③ 休　息

特定の動作などでしびれが出現するときは，休息をとり症状を軽減させることが重要です．睡眠時間の確保も重要です．

④ 身体活動量の確保

肩や肘などは適度に動かしましょう．散歩などで活動量を確保しましょう．
活動量が少なく血流が悪くなると症状が強くなりやすいためです．

⑤ 保　温

体を冷やさないように心がけましょう．

★以上のことを1日1回チェックしてください．守れたかどうかをチェック表に記載しましょう．

（文献14より引用，改変）

ステロイド注射について

　手根管内ステロイド注射は，奏効率80％前後との報告が多く，有効な治療法である．軽症から中等症の患者では3～6か月程度効果が持続することが期待でき，疼痛・しびれの強い重症例の早期鎮痛にも効果的であるとされている．また，手根管内ステロイド注射で症状が改善する症例は，手根管症候群の診断根拠となるため，「診断的治療」という位置付けもできる．使用するステロイド製剤には水溶性と懸濁性があるが，効果とその持続期間において両者の差はないとする randomized control study が存在する[8]．筆者らは懸濁性のステロイドを少量，リドカインと混注している．

生活動作指導について

　生活動作の指導は，すべての手根管症候群患者を対象に行って良いと考える．生活動作指導の効果について Burke ら，Nuckols らは疾患理解とリスク要因の知識は，生活動作の変更を促し，症状改善に役立つと述べている[9][10]．当院では，生活指導は，① 疾患理解，② 禁忌姿勢，③ 休息指導，④ 身体活動量の確保，⑤ 保温指導，⑥ 動作指導をパンフレット（**表1**）を用いて説明し，普段の手の使用方法を聴取，作業療法士が症状を誘発すると考えられる動作について患者ごとに修正・指導を行っている．個人の手関節動作における問題点を療法士が本人とともに見つけて，実施可能な行動目標として提案している．パンフレットは毎日読み返し，自身の行動を自己チェックするようにチェック表も添付している．

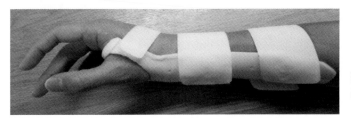

図 2.
当院で用いている手根管症候群用スプリント

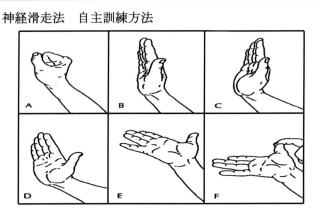

神経滑走法　自主訓練方法

A：握りこぶし（グー）
B：指を開く（パー）　　親指も開く
C：Bの状態から親指を閉じて（人差し指につける）から手首を反らす
D：Cの状態から親指を開く
E：Dの状態から手のひらを上に向ける
F：Eの状態から、反対の手で親指を広げる

1）1日3回　それぞれ運動を5〜10回行います
2）つっぱり感や感覚の変化をみて神経が少し緊張するくらいで止める
3）適度な緊張の程度を探索し、ポイントまで達したら元の位置まで
　　ゆっくりと戻す
4）痛みが出現したら、休憩を挟みながら実施します

図 3. 正中神経滑走運動法の患者指導用パンフレット

保存療法の実際

　1980 年に Gelberman らが，手根管内ステロイド注射を 1 回＋スプリント療法を 3 週間行う保存療法を実施し，軽症の症例（distal motor latency 6 ms 以下）を中心に 22％の患者に症状の消失を得たことを報告し[11]，この方法は標準的な保存療法として追試されている．本邦でも福田らが追試し，長期成績を調査，長期にわたる有効性を報告している[12]．

　当院では，前述の生活動作指導に加え，スプリント療法や神経滑走法を併用した治療，手根管内ステロイド注射などの保存療法を行っている．

　スプリント療法は，熱可塑性素材を用い，手関節中間位掌側型のスプリント（図2）を療法士が作成し，夜間を中心に装着するよう指導している．

神経滑走法は，Totten ら[13]の方法に基づき，6 種類の運動を 5〜10 回反復練習 1 日 3 セットを目安に実施するよう指導している（図3）．共著者の久保は，スプリント療法を行っている浜田分類 grade Ⅱ以下の手根管症候群患者を対象に，生活動作指導を行う群と神経滑走法を行う群に分け，治療成績を比較する研究を行った．1 か月治療を行い，治療前後で手根管症候群質問票日手会版（CTSI-JSSH），上肢機能評価（Hand20），上肢障害評価（Quick DASH），Semmes-Weinstein monofilament test（SW test），静的 2 点識別覚（static 2-PD test），握力・ピンチ力，運動実施率を調査した[14]．結果は**表2**に示すとおりであるが，治療前後で統計学的に有意な改善を認めたのは生活指導群の静的 2 点識別覚のみで，生活指導群の実施率が高かったこと（生活指導群 84.6％，神経

表 2. 生活指導群と神経滑走法群の治療成績の比較

| 調査項目 | 生活指導群(n=8) | | 神経滑走法群(n=7) | | 主効果 | | 交互作用 |
	実施前	実施後	実施前	実施後	群	時期	F
CTSI 症状重症度 Score	27.3±9.6	21.5±5.9	23.6±7.8	24.9±7.2	0.0	0.3	1.9
CTSI 機能的状態 Scale	11.8±4.3	10.8±3.2	10.7±3.1	11.1±2.9	0.1	0.0	0.3
Hand20	39.8±26.1	35.5±34.9	31.0±26.9	35.4±37.6	0.2	0.0	0.2
Quick DASH	19.8±14.6	18.3±10.6	22.7±15.8	18.2±14.8	0.1	0.3	0.1
SW-test	2.8±0.9	3.1±0.5	3.1±0.7	3.4±0.7	1.5	1.2	0.0
Static 2-PD(mm)	5.3±1.7	3.8±0.7*	4.3±0.8	4.0±0.4	0.7	5.0	2.0
握力(kg)	19.3±8.7	23.5±4.6	21.6±6.3	21.0±7.5	0.0	0.5	0.7
ピンチ力(kg)	2.4±0.8	2.7±0.8	3.5±0.9	3.2±1.4	3.7	0.0	0.5

群(生活指導群と神経滑走法群)と時期(実施前と実施後)による Two-way ANOVA.
*$p < 0.05$

（文献 14 より引用）

滑走法群 64.9%），触圧覚が神経持続圧迫時の最も感度の高い評価法であること[15]が関与していると推察した．

　神経滑走法は，術後に瘢痕癒着防止や正中神経障害の再発率低減のために用いられてきた手法で，屈筋腱滑膜の浮腫を低減させ，手根管内圧を減少させる効果が報告されている[13)16)17]．宇佐美，阿部らは，正中神経滑走運動とスプリント療法の併用療法を手根管症候群の保存療法として実施し，6か月の治療期間により40%程度の患者で臨床所見および症状の改善を得たことを報告した[18]．当院の研究では，神経滑走法の有効性を検証できなかったが，その要因として実施率が低かったことが一因と考えられた．コンプライアンスの悪さというより，神経滑走運動を自主訓練として実施する難しさがあったと考えられた．

保存療法の効果判定法と限界について

　手根管症候群の重症度や治療効果を判定する方法は，主に正中神経伝導速度検査と患者立脚型質問票がある．正中神経伝導速度検査による評価では，短母指外転筋遠位潜時や感覚神経伝導速度が用いられることが多い．重症度分類として，浜田分類，Padua 分類，Bland 分類などがある．患者立脚型質問票では，手根管症候群のみを対象とした CTSI-JSSH が主に用いられ，上肢機能一般を評価する DASH や Quick DASH，Hand20，Michigan hand questionnaire(MHQ)などで評価した報告も多い．実臨床では，しびれや痛みの程度とそれを反映した患者の治療満足度と機能障害

の程度が治療の選択に大きな影響を与えるため，しびれや痛みの numerical rating scale(NRS)が最も簡便で現実的な効果判定法であると考える．

　手根管症候群の治療において，手術による正中神経の除圧が最も効果の高い治療法であることは言うまでもない．手根管症候群の手術成績は良好であり，運動神経・感覚神経活動電位の両方が導出できないような重症例以外は，しびれ・痛みは消失する．したがって筆者らは手根管症候群の治療目標は「しびれゼロ・痛みゼロ」であると考えており，この目標が保存療法のみで達成されない場合には，保存療法の限界と判断し，手術療法を選択している．

手術療法後のリハビリテーションについて

　手根管症候群の手術後のリハビリテーションは術式により異なる．主な術式として，内視鏡を用いる方法と用いない方法に大別され，内視鏡を用いる方法では皮膚切開が非常に小さく，術後に特別な指導やリハビリテーションを要さないとする報告が多い．内視鏡を用いない手術では，小皮切から従来切開(遠位手掌皮線を越えて近位まで切開するもの)まで，滑膜切除を併用するものや，浅指屈筋(FDS)の切除により除圧をはかる方法などが報告されている．術後の手の浮腫予防や癒着予防を目的とした手指の自動運動，腱・神経滑走訓練，感覚再教育，巧緻機能訓練，握力やピンチ力向上のために訓練が必要であるが，手根管開放術に特化した特別な手法は必要としない．

　手根管開放術と同時に腱移行術(母指対立再建

術）が実施された場合には，術後の安静度と訓練方法が異なる．母指対立再建術の代表的な術式は，長掌筋腱を力源とする Camitz 法や木森法[19]であるが，力源としての筋力が強い環指 FDS を用いる Bunnel 法や固有示指伸筋を力源とする Burkhalter 法を採択している施設もある．しかし，移行腱の縫合部は，木森法以外は母指 MP 関節の APB（短母指外転筋）付着部より背尺側の腱帽もしくは関節包であり，後療法はほぼ同様と考えることができる．

実際に各術式の後療法をみると，2〜3 週間ギプスやスプリント固定を行った後に，母指の可動域訓練やピンチ機能訓練を開始しているものが多く，木森法でも同様の固定療法後に可動域訓練を開始している報告が多い．

固定肢位は手関節軽度屈曲，母指最大橈側外転・45°掌側外転位とし，IP 関節の自動運動は許可して腱の癒着を防止する．近年は母指対立再建術においても早期運動療法が試みられているが，最終成績は固定療法と同等であるとの報告がある[20]．再断裂は避けるべきなので，最終成績が同等ならば 2〜3 週の固定を行ったほうが安全であると考える．筆者らも術後 2〜3 週までスプリント固定を行っている．

固定解除後に母指と手関節の自動可動域訓練を開始，軽い負荷でピンチ動作訓練を行う．母指の可動域訓練に Kapandji テストの手技を利用すると，自主訓練での改善を意識付けやすい．手関節・母指の可動域が非手術側と同等になり，日常生活に必要なピンチ力が獲得できているか経時的に評価する．順調ならば術後 3 か月頃から力仕事を許可できる．

さいごに

保存療法としてのリハビリテーションでは，スプリント装着や自主訓練のコンプライアンスをいかに高めるかについて工夫が必要であると考える．ここで紹介した保存療法の有効性に関する論文は，いずれも短期成績を検討したものであり，長期成績に関するエビデンスが不足している．経験的に，保存療法で症状が消失しても数年後に再発する症例が多く，保存療法を実施した症例の長期経過観察は重要であると考える．

文 献

1) Raizman NM, Blazar PE：AAOS Appropriate Use Criteria：Management of Carpal Tunnel Syndrome. *J Am Acad Orthop Surg*, **26**(6)：e131-e133, 2018. doi：10.5435/JAAOS-D-17-00454
2) 原 友紀ほか：特発性手根管症候群治療の現況〜アンケート結果より．日手会誌，**25**：580-585, 2009.
3) Gelberman RH, et al：The carpal tunnel syndrome. A study of carpal tunnel pressures. *JBJS Am*, **63**：380-383, 1981.
4) Burke DT, et al：Splinting for carpal tunnel syndrome：in search of the optimal angle. *Arch Phys med Rehabil*, **75**：1241-1244, 1994.
5) Walker WC, et al：Neutral wrist splinting in carpal tunnel syndrome. *Arch Phys Med Rehabil*, **81**：424-429, 2000.
6) Luchetti R, et al：Serial overnight recordings of intracarpal carpal pressure in carpal tunnel syndrome patients with and without wrist splinting. *J Hand Surg Br*, **19**(1)：35-37, 1994.
7) 信田進吾：運動神経伝導検査による出に診断と治療法の選択．関節外科，**25**：26-30, 2006.
8) O'Gradaigh D, et al：Corticosteroid injection for the treatment of carpal tunnel syndrome. *Ann Rheum Dis*, **59**：918-919, 2000.
9) Burke FD, et al：Primary care management of patients with carpal tunnel syndrome referred to surgeons：Are non-operative interventions effectively utilized? *Postgrad Med J*, **83**：498-501, 2007.
10) Nuckols T, et al：Carpal tunnel quality group. Quality measures for the diagnosis and nonoperative management of carpal tunnel syndrome in occupational settings. *J Occup Rehabil*, **21**：100-119, 2011.
11) Gelberman RH, et al：Carpal-tunnel syndrome. Results of a prospective trial of steroid injection and splinting. *J Bone Joint Surg Am*, **62**(7)：1181-1184, 1980.

12) 福田　誠ほか：神経伝送検査からみた手根管症候群に対する保存療法の適応. 日手会誌, **34**(1)：S631, 2017.

13) Totten PA, et al：Therapeutic techniques to enhance nerve grinding in thoracic outlet syndrome and carpal tunnel syndrome. *Hand Clin*, **7**：505-520, 1991.

14) 久保匡史ほか：手根管症候群の保存療法における生活指導, 神経滑走法の効果検証. 日ハンドセラピィ会誌, **10**(3)：100-106, 2018.

15) Weddell G, et al：Pins and Needles：in a limb by the application of pressure. *J Neurol Neurosurg Pstchiatry*, **10**(19)：26-46, 1947.

16) Rozmaryn LM, et al：Nerve and tendon grinding exercises and the conservative management of carpal tunnel syndorome. *J Hand Ther*, **11**：171-179, 1998.

17) McKeon JMM, et al：Neural gliding techniques for the treatment of carpal tunnel syndorome：a systematic review. *J Sport Rehabil*, **17**：324-341, 2008.

18) 宇佐美　聡ほか：正中神経滑走運動とスプリント療法による手根管症候群の保存療法. 日手会誌, **35**(4)：629-632, 2019.

19) 蜂須賀裕己ほか：重度手根管症候群に対する木森法の有用性. 日手会誌, **28**(3)：143-145, 2011.

20) Rath S：Immediate active mobilization versus immobilization for opposition tendon transfer in the hand. *J Hand Surg*, **31**A(5)：754-759, 2006.

MB Med Reha **No.244**：72-77, 2020

特集／手外科リハビリテーション診療

Dupuytren 拘縮における後療法の実際
—手術療法後と酵素注射療法後のリハビリテーション—

渡久知かおり[*1]　大久保宏貴[*2]　西田康太郎[*3]

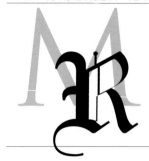

Abstract　これまで指伸展制限のために日常生活に支障を生じた Dupuytren 拘縮の進行例では手術療法しか治療法がなかった．しかし 2015 年 9 月よりコラゲナーゼ酵素注射療法（以下，注射療法）が本邦でも使用可能となり，手術療法と比較し侵襲が小さく，注射後のリハビリテーション介入も少なく，伸展可動域を維持できる可能性がある．注射療法は外来でも治療可能であるが，当院では 1〜2 日の入院治療で行っている．注射療法前より，ハンドセラピストによる評価を行い，副作用や可動域訓練の必要性を説明し，当院オリジナルのパンフレットを用いた自主訓練指導を行っている．治療前の平均伸展可動域は MP −40°，PIP −15°で，治療後の伸展可動域は 12 か月で平均 MP −8°，PIP −13°であり，注射療法後の MP 関節の伸展可動域は保たれていた．PIP 関節の伸展効果は不十分だったが，MP 関節の伸展角度が改善すれば患者満足度は高く，追加処置を希望するものはいなかった．

Key words　デュピュイトラン拘縮（Dupuytren's contracture），コラゲナーゼ酵素注射療法（collagenase injection therapy），リハビリテーション（rehabilitation），ハンドセラピィ（hand therapy）

Dupuytren 拘縮

Dupuytren 拘縮（**図 1**）は，手掌腱膜が線維性に肥厚し，進行すると手指の伸展制限を生じる原因不明の疾患である[1]．まず手掌腱膜に線維芽細胞などから産出されたコラーゲンが沈着し，皮下に結節および拘縮策を形成する．拘縮策が肥厚すると，指が長軸方向に牽引され伸展制限が生じる．伸展制限は，中手指節間（metacarpophalangeal，以下，MP）関節，近位指節間（proximal interphalangeal，以下，PIP）関節に出現し，隣接指の複数の関節に広がることが多い．示指・中指よりも環指・小指の尺側指から罹患する例が多く，50〜70 歳代の男性に好発する．本疾患の発生機序は未だ解明されていないが，手の外傷，アルコール多飲者および糖尿病患者，てんかん患者の 42% に認められたなどの報告がある[1)2)]．

病期分類

Dupuytren 拘縮の重症度分類には Meyerding の分類[3]がよく用いられている（**表 1**）．その他にも Rayan による臨床病期分類[4]や Tubiana の評価基準[5]などがある．

ADL 障害

病態の進行速度は一定ではなく，個人差がある．手指伸展制限が進行すると，洗顔・洗髪の際に罹患指がひっかかったり，拍手ができない，パ

[*1] Kaori TOGUCHI，〒 903-0215 沖縄県中頭郡西原町字上原 207　琉球大学医学部附属病院リハビリテーション部

[*2] Hirotaka OKUBO，同大学整形外科，助教

[*3] Kotaro NISHIDA，同，教授

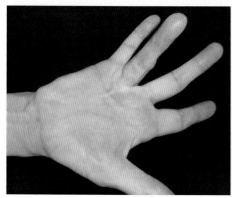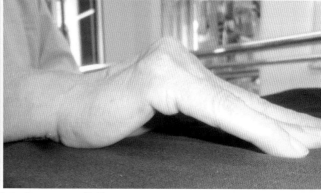

図 1. Dupuytren 拘縮

表 1. Meyerding の分類（1936 年）

Grade 0	手掌部の皮膚陥凹（pit）あるいは硬結（nodule）があるが，屈曲拘縮はない．
Grade I	一指のみの屈曲拘縮あり．
Grade II	二指以上の指の屈曲拘縮あり，一指の屈曲角の総和は 60°以下．
Grade III	二指以上の屈曲拘縮あり，そのうちの少なくとも一指に 60°以上の屈曲拘縮あり．
Grade IV	全指に多少にかかわらず屈曲拘縮あり．

ソコン操作が困難などの ADL・IADL 障害が生じる．障害の程度の評価について，当院では DASH・Hand20 の患者立脚型評価を用いている．

治療方法

1．保存療法

保存療法は指伸展運動や伸展位保持装具によるリハビリテーションがある．大井[6]によると，指伸展訓練および装具療法で指屈曲角度の改善が得られ，特に Meyerding の分類 grade 1・2 では手術を要さず有効だったと報告している．しかしその後に屈曲拘縮が徐々に進行することも考えられるため，注意深い経過観察が重要である．

2．手術療法[1]

① 皮下筋膜切開術，② 部分的（選択的）筋膜切除術，③ 皮膚移植を伴った筋膜切除術などがある．手掌および指は微細で複雑な組織構造を呈しているため，手術には高度な技術と経験を要する．各手術方法の詳細については成書を参照いただきたい．

1）リハビリテーションの注意点

指神経血管束が spiral cord をまたぐことがあり術中操作で指神経を損傷することがある．そのためリハビリテーション前にその有無を確認し，

リハビリテーション中に知覚障害が増悪しないように注意を要する．また，稀に複合性局所疼痛症候群（CRPS）を合併することがあり，異常感覚の出現にも注意する．

2）術後のリハビリテーション

当院のプロトコールを示す（**図 2**）．リハビリテーションの目標は，術中に得られた伸展可動域を維持し，屈曲可動域を再獲得することにある[7]．当院では術後 2 日目から，安静保持や術中伸展可動域維持を目的に伸展位保持装具（**図 3**）を作成し，ハンドセラピストの指導の下，1 日 2～3 回の頻度で可動域訓練を実施している．早期の過度な運動は炎症症状を増強し，浮腫・熱感の悪化を引き起こすので，アイシングを併用しながら実施する．伸展位保持装具は術直後から，術後 3 か月の装着を指導する．術中獲得できた伸展可動域が，病的腱膜の再燃がなくても経時的に悪化することが報告されている[8)9)]．これは，皮膚性の拘縮や創内の瘢痕形成などが考えられ，超音波療法や瘢痕マッサージなどの術後のリハビリテーションにより予防が可能である．欧州における Dupuytren 拘縮の治療ガイドラインでは，術後のリハビリテーションは必要とされており，その期間は瘢痕拘縮が改善されるまでの 3～8 週間と提唱されてい

	術前	術後2day	術後2週	1か月	3か月
手術療法後	・手指機能評価 ・患者立脚型評価	・伸展位保持装具 (hand base) ——————→			
		・関節可動域訓練 ●自動屈曲伸展 ——————→			
			●他動伸展 　自動屈曲		
			※定期的な外来通院 リハビリテーション継続		

	注射後	伸展処置直後	処置後 1day			
酵素注射療法後	・手指機能評価 ・患者立脚型評価					
	・パンフレットを 用いた自主訓練 ——————————————————→					
		・伸展位保持装具 (hand base) ————→			※拘縮の程度により 装具装着期間延長	
		・関節可動域訓練 ●自動屈曲伸展 ————→				
		●他動伸展 　自動屈曲		※外来通院リハビリテーションは 実施せず 定期診察時の評価時のみ対応		

図 2. 当院における術後ならびに酵素注射療法後のリハビリテーションプロトコール

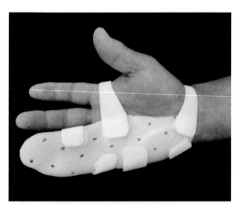

図 3. 伸展位保持装具

る[10]．上記を踏まえ，当院では術後8週までの外来リハビリテーションを実施し，その後は，3・6・12か月の定期診察・評価を実施している．

症例1【左環指 MP・PIP 関節拘縮例】：61歳，男性．顔を洗うときに目に指がささるなどのADL障害があった．術前伸展可動域はMP −40°，PIP −30° でDASHスコアは2点，Hand20は4点であった．手術は腱膜切除術と皮弁形成術（Z形成）を行った．中指基節骨レベルに硬結が残存していたため，zig-zag 皮切を追加し拘縮索を十分に切除した．プロトコールに準じリハビリテーションを実施し，術後2年の各指伸展可動域は MP 0°，PIP 5° でDASH・Hand20 はともに0点であった（**図4**）．

3．コラゲナーゼ酵素注射療法（以下，注射療法）

本治療法は外来でも実施可能だが，当院では施行直後のリハビリテーション指導も重要であると考え，入院での治療を実施している．本剤の使用は病態を理解し，手指の解剖学的特徴を熟知した，手外科専門医かつ適正使用講習の受講者のみに限定されている．コラゲナーゼの注射は拘縮索にのみ行う必要があり，慎重に行わないと，腱断裂や靱帯損傷などの重大な合併症を引き起こす可能性がある[11]．

1）投与方法（図5）

投与部位の決定は，触診により拘縮索を確認する．同一指の MP 関節と PIP 関節の両方に拘縮索が認められる場合は，MP 関節の治療を優先させる．投与する際の注射針の刺入の深さは，皮膚表面から2〜3 mm 以内とし，これ以上深く進入して腱に接触しないよう注意する．小指 PIP 関節の拘縮索に対しては手掌指皮線から遠位4 mm 以内に注射を行う．それ以遠は腱断裂を起こす可能性がある[11]．当院での工夫として，MP 関節部は深く注射しないように進入方向を45° 傾けて注射し，PIP 関節部に対してはエコーを用いて，進入角度を確認しながら実施している．

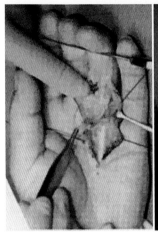
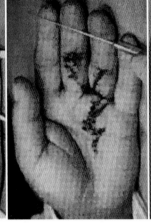
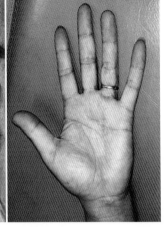

a．腱膜切除術 　　　　 b．皮弁形成術 　　　　 c．術後 2 年

図 4. 症例 1：左環指 MP・PIP 関節拘縮

2）伸展処置[12]

投与 24 時間後，前腕の正中および尺骨神経ブロック下に伸展処置を行う．最初の処置で完全な伸展が得られない場合，5〜10 分の間隔をおいて最大 3 回まで施行可能である．拘縮索が破断する際に「ポン」というポップ音が聞かれる場合もある．拘縮の程度が強いものや皮膚と拘縮索に癒着がある例では，伸展時に皮膚の裂傷を生じることがある．

3）副作用

主な副作用は，注射部位の疼痛 77％，腫脹・浮腫 46％，裂傷 16％で全体の副作用発生率は 96％と高率であるが，その多くは本治療の治療成績に影響を及ぼさないと報告されている．当院での副作用発生率は，注射部位疼痛 89％（17/19 指），腫脹・浮腫は全例に認め，皮膚裂傷 11％（2/19 指）であった．腱断裂や靱帯損傷などの重篤な副作用はなかった．

4）リハビリテーション

当院のプロトコールを示す（**図 6**）．注射療法前の介入の目的は，手指の機能障害や ADL 障害を把握すること，注射後に起こり得る副作用や，可動域訓練の必要性を説明し，パンフレットを用いて自主訓練指導を行っている．治療前より十分なリハビリテーションの必要性・重要性の理解を促している．伸展処置直後は，安静保持や伸展可動域維持を目的に伸展位保持装具（**図 3**）を作成する．処置後 1 週間は，リハビリテーション時や

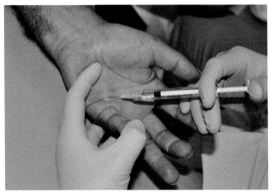

図 5. コラゲナーゼ酵素注射

ADL にて手を使用する場合以外は常時装着，その後 1 か月までは就寝時のみ装着するよう指導している．その後，装具は就寝時のみ 1 か月の装着をすることを推奨している．入院中の関節可動域訓練はセラピスト管理下による他動伸展自動屈曲運動，パンフレットによる自主訓練指導を強化している．退院後は，処置後 1 週間，1・3・6・12 か月の定期受診としリハビリテーションでは，自主訓練の実施状況の確認や装具の調整，手指機能評価を実施している．

当院での治療成績

2016 年 6 月〜2019 年 6 月までに，当院にて注射療法を実施した症例は 15 人 19 指（男性 14 人，女性 1 人）で，平均年齢は 67 歳，両側例は 4 例であった．罹患指は中指 3 指，環指 8 指，小指 8 指で，MP 関節のみ 6 指，MP・PIP 関節 12 指，PIP 関

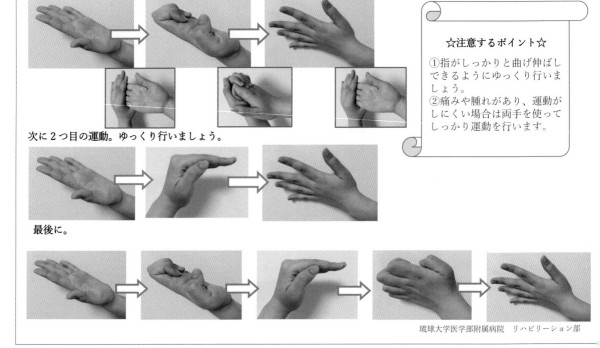

☆3種類の運動を1日＿＿＿回の＿＿セット行います！！

最初に。

☆注意するポイント☆
①指がしっかりと曲げ伸ばしできるようにゆっくり行いましょう。
②痛みや腫れがあり、運動がしにくい場合は両手を使ってしっかり運動を行います。

次に2つ目の運動。ゆっくり行いましょう。

最後に。

琉球大学医学部附属病院　リハビリテーション部

図6. 注射療法後のリハビリテーションプロトコール

節1指であった．治療前の各関節の伸展可動域は平均MP −40°，PIP −15°でDASHスコアは平均8.7点，Hand20は平均14.0点であった．当院プロトコールに準じ，リハビリテーションを開始した．処置後の伸展可動域の経過は，1か月にて平均MP −6°，PIP −4°，6か月では平均MP −8°，PIP −6°，12か月では平均MP −8°，PIP −13°であった．注射療法後12か月の時点でMP関節の伸展可動域は保たれており，DASHスコアは平均5点，Hand20は平均4点であった．PIP関節はMP関節に比べ伸展効果は不十分だったが，患者満足度は高く，追加処置を希望する例はいなかった．長期的に再発率の評価も必要であり，今後もフォローを継続中である．

症例2【MP・PIP関節拘縮例】：82歳，男性．注射療法前の小指伸展可動域はMP関節 −55°，PIP関節 −30°であった．プロトコールに準じてリハビリテーションを実施し，処置後12か月経過後も小指伸展可動域はMP関節10°，PIP関節 −10°と良好な可動域を維持できている．

症例3【PIP関節拘縮例】：85歳，男性．注射療法前の環指伸展角度はMP 5°，PIP −75°であった．伸展処置後，皮膚の裂傷を認め（**図7-a**），裂傷による創部痛でリハビリテーションは遅延し，伸展処置直後・翌日は伸展位保持装具（**図3**）にて安静保持と浮腫コントロール中心の介入とした．その後，自動運動中心とした手指の可動域訓練を実施し処置5日目で自宅退院となった．退院後は週1回の外来通院リハビリテーションとし，裂傷部の傷が安定した2週目には日中カペナースプリント（**図7-b**）へ，夜間はstatic typeの装具（**図7-c**）へと変更した．処置後4週目にはブロッキングex.（**図7-d**）を追加実施し，処置後6週目には外来リハビリテーションを終了とした．リハビリテーション終了時の伸展可動域は，MP 5°，PIP −10°であった．

まとめ

Dupuytren拘縮に対する手術療法，コラゲナーゼ酵素注射療法後の伸展位保持を目的とした装具

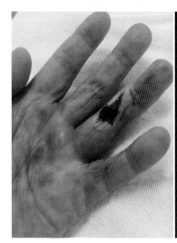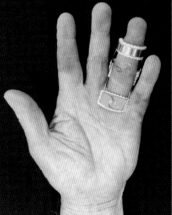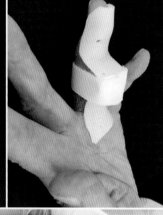

a | b | c
d

図 7.
症例 3：PIP 拘縮例
　a：伸展処置後，皮膚の裂傷
　b：カペナースプリント
　c：static type の装具
　d：ブロッキング-ex.

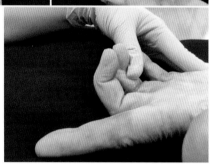

療法，手指の可動域訓練，患者自身への自主訓練の指導は伸展可動域の維持には重要である．注射療法後 12 か月の MP 関節の伸展可動域は維持され患者満足度は高かった．

文　献

1）S. テリー・カナリ：Dupuytren 拘縮．三浪明男ほか（編），キャンベル整形外科手術書，pp. 365-373，エルゼビア・ジャパン，2003.

2）今澤良精ほか：当院における Dupuytren 拘縮の発生頻度調査．整外と災外，**50**（1）：167-169，2001.

3）Meyerding HW, et al：Dupuytren's contracture. *Arch Surg*, **32**：320-333, 1936.

4）Rayan GM, et al：Dupuytren disease. *J Bone Joint Surg Am*, **89**（1）：189-198, 2007.

5）Tubiana R, et al：Prognosis and treatment of Dupuytren's disease. *J Bone Joint Surg*, **37-A**：1155-1168, 1995.

6）大井宏之：Dupuytren 拘縮に対する保存療法の効果と限界．整外と災外，**53**（3）：245-248, 2010.

7）加藤正巳ほか：Ⅲ-11 デュプイトレン拘縮．坪田貞子ほか（編），臨床ハンドセラピィ，pp. 238-245，文光堂，2011.

8）千馬誠悦ほか：高度な PIP 関節の屈曲拘縮を伴った Dupuytren 拘縮に対する手術成績．日手会誌，**31**：313-316, 2014.

9）Dias JJ, et al：Patternas of recontracture after surgical correction of Dupuytren disease. *J Hand Surg Am*, **38**：1987-1993, 2013.

10）Huisstede BM, et al：Dupuytren disease：European hand surgeons, hand therapist, and physical medicine and rehabilitation physicians agree on a multidisciplinary treatment guideline：results from the HANDGUIDE study. *Plast Reconstr Surg*, **132**：964e-976e, 2013.

11）Hurst LC, et al：Injectable collagenase clostridium histolyticum for Dupuytren's contracture. *N Engl J Med*, **361**（10）：968-979, 2009.

12）平田　仁ほか：Dupuytren 拘縮治療の新たな展開．新薬と臨，**65**（1）：2-11, 2016.

MB Med Reha No.244：78-82, 2020

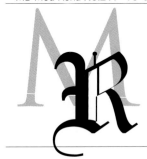

特集／手外科リハビリテーション診療

ばね指に対するストレッチ「とくなが法」の治療効果

岩倉菜穂子[*1]　　千葉有希子[*2]　　徳永　進[*3]

Abstract　　ばね指に対する主な治療法は，保存療法では装具による安静とステロイド注射，および手術療法が主でありストレッチに関する報告はほとんどない．当院では，ばね指に対するストレッチである「とくなが法」を積極的に治療に用いている．「とくなが法」は手関節背屈位とし MP 関節および IP 関節を他動伸展する屈筋腱ストレッチと，手関節軽度背屈位とし MP 関節を 90°屈曲位から抵抗下に全力で MP 関節を自動屈曲させる A1 pulley ストレッチの 2 種類からなる．それぞれのストレッチの目的は屈筋腱の伸張性を獲得し，MP 関節および PIP 関節の可動域を改善すること，A1 pulley の内腔の拡大をはかり snapping や locking を軽減することである．継続するために工夫を要するが，簡便で大きな合併症もなく糖尿病に合併するばね指にも効果があり，積極的に活用していただきたい手技である．本稿では「とくなが法」の方法，臨床成績，長所と短所，用いる際の注意点などについて述べる．

Key words　　ばね指(trigger finger)，ストレッチ(stretching)，保存療法(conservative treatment)，糖尿病(diabetes mellitus)

はじめに

　成人のばね指は手指の疼痛の原因の 1 つとして一般的な疾患であり，外来で日常的に遭遇する．40〜50 歳台に多く発生し，男性よりも女性に多く，利き手に多く発症し，中指・母指に多い[1]．また，糖尿病や手根管症候群など特定の疾患に併発することが知られており，生涯有病率は通常では 2〜3%であるが，糖尿病患者では 10%との報告もある[2]．

　ばね指の治療として最も一般的なものは保存療法ではステロイド注射，そして手術療法であり，有効性の報告は多い．さらにこれに次いで有効と考えられているのは装具療法である．一方で，温熱療法やストレッチ，ワックス療法，マッサージ，鍼などの報告はほとんどない[3)4)]．したがって，現在ばね指に対するリハビリテーションはごく一部の病院でしか行われていないと考えられる．しかし，千葉ら[5]の報告した他動伸展，自動屈曲を用いたばね指に対するストレッチである「とくなが法」は簡便で大きな副作用もなく，非常に有用である．単独で用いても良いが，ステロイド注射と併用することで再発の予防となり得ると考えている．今回，「とくなが法」についてこれまでに得られた知見とともに紹介する．

「とくなが法」

　他動伸展である屈筋腱ストレッチと自動屈曲である A1 pulley ストレッチの 2 種類のストレッチからなる．それぞれ 1 回につき 30 秒，1 日 10 回以上実施するように指導した．

[*1] Nahoko IWAKURA，〒 162-8666 東京都新宿区河田町 8-1　東京女子医科大学整形外科，助教
[*2] Yukiko CHIBA，せいれい訪問看護ステーション佐倉
[*3] Susumu TOKUNAGA，松戸整形外科病院，副院長・上肢センター長

1．屈筋腱ストレッチ

① 手関節背屈位とし MP 関節および IP 関節を他動伸展する（**図 1**）.

② 目的は屈筋腱の伸張性を獲得すること，MP 関節および PIP 関節の可動域の改善.

③ 注意すべき点として，動的ストレッチとしてしまうと炎症症状，疼痛の増悪をきたすことがあるため，伸展痛が許容範囲を超えない程度の静的ストレッチとして行うように指導している．特に疼痛が強い症例では短時間で強い力を加えるようなストレッチを行わないように注意し，時間をかけて実施するようにする.

2．A1 pulley ストレッチ

① 手関節軽度背屈位とし MP 関節を 90° 屈曲位から抵抗下に，全力で MP 関節を自動屈曲させる（**図 2**）．または MP 関節・PIP 関節屈曲位，DIP 関節伸展位でブロックなどをはさむようにして全力で握るように指示し，屈筋腱を可及的に最大収縮させる（**図 3**）.

② 目的は A1 pulley の内腔の拡大をはかり，屈筋腱の滑走を円滑にして snapping や locking の軽減を得ること.

③ MP 関節をしっかり屈曲させて行うことが重要である．また，腱膨大部が狭窄部である A1 pulley 内に位置する状態で本法を行うことで，A1 pulley の内腔をより拡大するブジー（bougie）効果

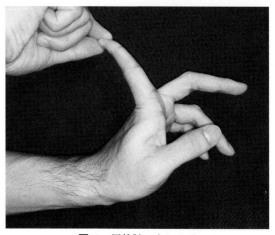

図 1．屈筋腱ストレッチ
手関節背屈位とし MP 関節・IP 関節を他動伸展させる.

が生じる（**図 4**）と考えている.

臨床成績

当院では，ばね指に対して初診時にストレッチを指導している．ステロイド注射は疼痛が強く指の可動域制限が強い者，注射を希望する者に対して初診時に使用している．また，初診ではストレッチのみでも経過中に疼痛が強くなるようであれば使用している．千葉ら[5]の報告では理学療法士がストレッチ指導を行っているが，当院では医師が外来にて口頭でストレッチの指導を行っている.

1．対象と方法

対象は 1 人の手外科専門医が A1 pulley の圧痛

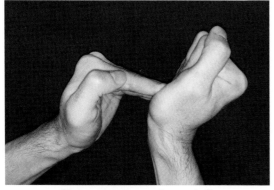

図 2．A1 pulley ストレッチ ①
MP 関節を 90° 屈曲位とし抵抗をかけた状態で，全力で MP 関節を自動屈曲させる.

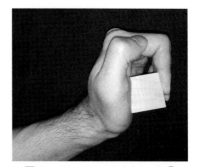

図 3．A1 pulley ストレッチ ②
MP 関節・PIP 関節を 90° 屈曲，DIP 関節伸展位で指腹部と母指球でウッドブロックなどを握らせて屈筋腱を最大収縮させる.

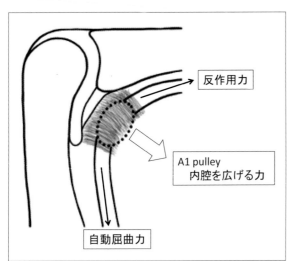

図 4. 腱膨大部におけるブジー効果
MP 関節屈曲で抵抗下に自動屈曲力を発生させると，反作用のベクトルとの合力が A1 pulley 内腔を広げる力となる．さらに腱膨大部が A1 pulley 内にあるとブジー効果により内腔の拡大効果が増大する．

表 1. Modified Wolfe 分類

Grade 0
A1 pulley の圧痛なし
Grade 1
A1 pulley の圧痛のみ，ばね現象なし
Grade 2
自動で解除できるばね現象が存在
（その場で再現できなくても可）
Grade 3
他動でないと解除できないばね現象が存在(grade 3A)
完全把握動作不可(grade 3B)
Grade 4
PIP 関節の屈曲拘縮あり

の modified Wolfe 分類（**表 1**）の grade，最終診察時までのステロイド注射の使用率，再発率，手術率を検討した．再発は 2 回目のステロイド注射を必要としたとき，あるいは手術を要した場合とした．また糖尿病の有無で DM−群と DM＋群に分け，2 群の治療成績を比較検討した．

2. 結 果

最終診察時の modified Wolfe 分類の grade は初診時と比べて有意に改善した（**図 5**）．ステロイド注射の使用率は 56.8％，再発率は 23.3％，手術率は 4.8％ であった．DM−群は 115 例 180 指，DM＋群は 111 例 193 指であり，両群間において男女比，平均年齢，経過観察期間に差はなかった（**表 2**）．ステロイド注射の使用率は DM−群51.7％，DM＋群 61.7％であり DM＋群で有意に

とばね現象からばね指と診断した 350 例のうち，外来でストレッチを指導して 1 か月以上経過を追うことのできた 226 例 373 指，男性 91 例，女性 135 例である．除外項目は透析患者 29 例，疼痛のためにストレッチが継続できなかった 5 例である．平均年齢 64（26〜95）歳，平均経過観察期間 9.1（1〜31）か月であった．ステロイド注射は患者の希望があれば初診時に使用した．初診時と最終診察時

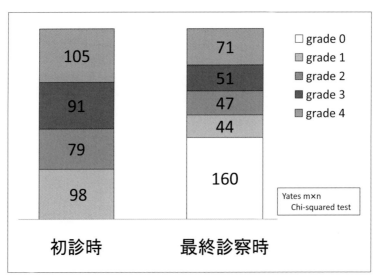

図 5. Modified Wolfe 分類の grade の変化
最終診察時の grade は初診時と比べて有意に改善している．

表 2. 糖尿病の有無による患者比較

	DM−群	DM＋群
症例数	115人 180指	111人 193指
男：女(人)	40：75	51：60
平均年齢(歳)	64±12.2	64±13.8
経過観察期間(月)	8.4±10.4	9.7±10.1

両群間において男女比，平均年齢，経過観察期間に差はない．

表 3. 注射使用率，再発率，手術率

	DM−	DM＋	危険率
注射使用率(%)	51.7(93/180)	61.7(119/193)	P＝0.003
再発率(%)	16.7(30/180)	29.5(57/193)	P＝0.29
手術率(%)	3.3(6/180)	6.2(12/193)	P＝0.05

Chi Square test

ステロイド注射の使用率はDM＋群で有意に高い．再発率，手術率はいずれもDM＋群で高い傾向にあったが統計学的な有意差は認めない．

高かった．再発率はDM−群16.7%，DM＋群29.5%，手術率はDM−群3.3%，DM＋群6.2%と，いずれもDM＋群で高い傾向にあったが統計学的な有意差は認めなかった(表3)．

3. 考 察

これまで，ばね指に対するストレッチの報告はほとんどない．Salimら[6]は理学療法としてワックス療法，超音波，ストレッチ，マッサージを実施したところ，67%の症例において3か月間の経過は良好であったと報告しているが，ストレッチ，マッサージの具体的な内容については明示されていない．また，Choudhuryら[7]も装具とレーザー治療や腱滑走運動などの作業療法を組み合わせることでステロイド注射よりも手術が必要になる確率が有意に低かったと報告しているが，やはり腱滑走運動に関する詳細な記載はない．

また，糖尿病に伴うばね指は保存療法への反応が悪いため手術を要する症例が多く，約半数の症例に手術が必要になるとの報告もある[8)9]．しかし当院の手術率は糖尿病を伴っていても6.2%と低く，これまでの保存療法に「とくなが法」を併用することで手術に至る症例を減らすことができると考えている．さらに，全体の40%以上が結果的にステロイドの注射を使用せずに経過しており，「とくなが法」は手術など身体への侵襲を伴う手技を望まない患者や，糖尿病患者などステロイド注射の効果が得られにくい患者，免疫不全患者など複数回のステロイド注射を使いづらい患者にとって，有効で新しい治療ツールとなり得る．

「とくなが法」の長所は正しく継続することができれば手術を要するリスクが減る可能性があること，薬剤を使用しないため身体への侵襲がごく少なくて済むこと，患者自身である程度の疾患コントロールがつけられることが挙げられる．一方で問題点としては継続率の低さがある．当院の結果でも4人に1人が初診以降には来院していなかった．しかし2種のストレッチを正しく行うためには反復した訓練が必要であり，正しく継続して効果が得られるには1か月程度は必要である[5]ため，作業療法士や理学療法士との連携は必須であろう．

まとめ

最後に，「とくなが法」を用いる際に注意している点を述べる．①動的にストレッチを行うと疼痛が増悪して継続が難しくなるため静的なストレッチとして行うこと，②あくまで保存療法の1つでありステロイド注射を併用することを躊躇しないこと，③PIP関節の拘縮を伴うgrade 4の症例は疼痛が消失しても関節の拘縮が残存することが多いため，疼痛がなくなった後もストレッチ，特に屈筋腱ストレッチの継続を勧めること，などを意識している．

「とくなが法」は誰にでも用いることができる低侵襲で有用な方法である．大きな副作用もないため，外来診療で活用していただきたい．「とくなが法」を効果的に用いることで，ばね指の保存療法の幅が広がる可能性があると考える．

文 献

1) Jeanmonod R, et al：Trigger Finger. Treasure Island, FL：StatPearls Publishing, 2019.
2) Makkouk AH, et al：Trigger finger：etiology, evaluation, and treatment. *Curr Rev Musculoskelet Med*, 1(2)：92-96, 2008.
3) Matthews A, et al：Trigger finger：An overview

of the treatment options. *JAAPA*, **32**(1)：17-21, 2019.

4）Amirfeyz R, et al：Evidence-based management of adult trigger digits. *J Hand Surg Eur*, **42**(5)：473-480, 2017.

5）千葉有希子ほか：ストレッチは弾発指に対する保存療法として有効である．日手会誌，**31**：935-940，2014.

6）Salim N, et al：Outcome of corticosteroid injection versus physiotherapy in the treatment of mild trigger fingers. *J Hand Surg Eur*, **37**：27-34, 2012.

7）Choudhury MM, et al：Prospective study on the management of trigger finger. *Hand Surg*, **19**：393-397, 2014.

8）Griggs SM, et al：Treatment of trigger finger in patients with diabetis mellitus. *J Hand Surg Am*, **20**(5)：787-789, 1995.

9）Baumgarten KM, et al：Corticosteroid injection in diabetic apatients with trigger finger. A prospective, randomized, controlled double-blinded study. *J Bone Joint Surg Am*, **89**(12)：2604-2611, 2007.

四季を楽しむ

ビジュアル 嚥下食レシピ

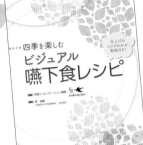

監修・執筆 宇部リハビリテーション病院
田辺のぶか，東 栄治，米村礼子

Swallowing Team

編集 原 浩貴（川崎医科大学耳鼻咽喉科 主任教授）

2019 年 2 月発行　B5 判　150 頁　定価（本体価格 3,600 円＋税）

見て楽しい、食べて美味しい、四季を代表する 22 の嚥下食レシピを掲載！
お雑煮からバーベキュー、ビールゼリーまで、イベント食、お祝い食に大活躍！
詳細な写真付きの工程説明と、仕上げのコツがわかる動画で、作り方が見て
わかりやすく、嚥下障害の基本的知識も解説された、充実の 1 冊です。

目次

食べやすさ，栄養，見た目，味を追及したレシピ！

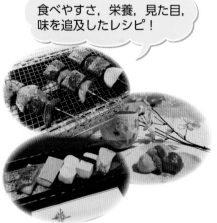

豊富な写真で工程が見てわかる！

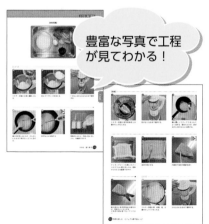

動画付きで仕上げのコツが見てわかる！

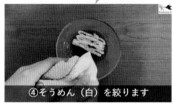

④そうめん（白）を絞ります

全日本病院出版会

〒113-0033 東京都文京区本郷 3-16-4　Tel：03-5689-5989
www.zenniti.com　　　　　　　　　　　　　Fax：03-5689-8030

第 10 回日本腎臓
リハビリテーション学会学術集会

会　期：2020 年 2 月 22 日(土)〜2 月 23 日(日)
会　場：ベルサール新宿グランド
大会長：柴垣有吾(聖マリアンナ医科大学腎臓・高血圧
　　　　　内科教授)
H　P：http://www.pco-prime.com/jsrr2020/
お問合せ先：
　　第 10 回日本腎臓リハビリテーション学会運営事務局
　　株式会社プライムインターナショナル内
　　〒 150-0013　東京都渋谷区恵比寿 1-13-10-601
　　Tel：03-6277-0117　fax：03-6277-0118
　　E-mail：jsrr2020@pco-prime.com

第 9 回日本がん
リハビリテーション研究会

会　期：2020 年 2 月 29 日(土)・3 月 1 日(日)
会　場：名古屋国際会議場
　　　　　〒 456-0036　名古屋市熱田区熱田西町 1 番 1 号
テーマ：がんリハビリテーションと ADL
URL：http://cancer-rehabilitation9.kenkyuukai.jp/
大会長：加賀谷　斉(藤田医科大学医学部リハビリテー
　　　　　ション医学 I 講座教授)
参加費：事前申込 5,000 円，当日 6,000 円
お問い合わせ先：
　　第 9 回日本がんリハビリテーション研究会事務局
　　〒 470-1192　愛知県豊明市沓掛町田楽ヶ窪 1-98
　　藤田医科大学医学部リハビリテーション医学 I 講座内
　　E-mail：9cancer.rehabilitation@gmail.com

第 14 回関東 MISt 研究会

日　時：2020 年 2 月 29 日(土)14：00〜18：00
場　所：慶應義塾大学三田キャンパス　北館ホール・第
　　　　　二会議室
　　　　　東京都港区三田 2-15-45
　　　　　Tel 03-5427-1517
・ミニレクチャー 14：00〜15：00(予定)
・一般演題 15：15〜16：15(予定)
・基調講演 16：30〜17：00
　「実臨床におけるテリパラチド製剤の knack&pitfalls」
　慶應義塾大学整形外科　辻収彦先生
・特別講演 17：00〜18：00
　「びまん性特発性骨増殖症に合併した脊椎損傷」
　慶應義塾大学整形外科　岡田英次朗先生
　「胸腰椎損傷に対する MISt の是非」
　新潟市民病院整形外科　澤上公彦先生
・レジデント/ナースコース(ハンズオンを予定)
参加費：1,000 円
問い合わせ先：
　　第 14 回関東 MISt 研究会　事務局
　　東京都済生会中央病院　整形外科内　富田雄亮
　　Email：kantomist14th@gmail.com

第 43 回日本嚥下医学会総会
ならびに学術講演会

学会名：The 43rd Annual Meeting of the Society of
　　　　　Swallowing and Dysphagia of Japan
会　期：2020 年 3 月 14 日(土)・15 日(日)
会　場：学術総合センター(一橋講堂)
　　　　　〒 101-8439　東京都千代田区一ツ橋 2-1-2
　　　　　TEL：03-4212-3900
テーマ：嚥下医学の和
会　長：倉智　雅子(国際医療福祉大学成田保健医療学
　　　　　部言語聴覚学科)
H　P：http://www.gakkai.co.jp/enge43/index.html
参加費：10,000 円(当日受付のみ)
※ポストコングレスセミナー【3 月 15 日(日)午後】へ
　の参加は別途参加費が必要です.
　本学会に参加登録されている方：1,000 円
　本学会に参加登録されていない方：3,000 円
お問い合わせ先
　＜事務局＞
　国際医療福祉大学　成田保健医療学部　言語聴覚学科
　〒 286-8686　千葉県成田市公津の杜 4 丁目 3
　＜運営事務局＞
　株式会社学会サービス
　〒 150-0032　東京都渋谷区鶯谷町 7-3-101
　TEL：03-3496-6950
　FAX：03-3496-2150
　E-mail：enge43@gakkai.co.jp

第7回日本サルコペニア・悪液質・消耗性疾患研究会

会　期：2020年4月11日(土)
会　場：横浜市教育会館
大会長：蘆野吉和(鶴岡市立荘内病院　参与)
Ｈ　Ｐ：http://www.mtoyou.jp/jscw7/index.html
お問い合わせ先：
＜運営事務局＞
株式会社メディカル東友　コンベンション事業部
〒243-0012　神奈川県厚木市幸町9-10　第2ファーメルビル2階
TEL：046-220-1705　FAX：046-220-1706
E-mail：jscw7@mtoyou.jp

リハ栄養フォーラム2020

＜福岡＞
日　時：4月18日(土)12：30〜16：30
場　所：JR博多シティ9階JR九州ホール
定　員：600名
募集開始：1月17日(金)
＜盛岡＞
日　時：4月26日(日)12：30〜16：30
場　所：いわて県民情報交流センター アイーナ 会議室804
定　員：280名
募集開始：1月24日(金)
＜岡山＞
日　時：5月10日(日)12：30〜16：30
場　所：岡山コンベンションセンター イベントホール
定　員：360名
募集開始：2月10日(月)
＜東京＞
日　時：5月24日(日)10：00〜16：30
場　所：よみうりホール
定　員：1,000名
募集開始：2月10日(月)
＜大阪＞
日　時：6月21日(日)12：30〜16：30
場　所：新大阪丸ビル別館 会議室10階
定　員：360名
募集開始：3月19日(木)
＜名古屋＞
日　時：7月4日(土)12：30〜16：30
場　所：東建ホール・丸の内
定　員：360名
募集開始：4月3日(金)
＜郡山＞
日　時：7月12日(日)12：30〜16：30
場　所：郡山商工会議所6階中ホールA
定　員：150名
募集開始：4月10日(金)

受講料
・福岡，盛岡，岡山，大阪，名古屋，郡山 各会場3,000円(税込)
・東京会場　4,000円(税込)
お申込み：下記Webサイトよりお申し込みください。
URL：https://www.e-toroku.jp/rihaeiyo2020/

FAX による注文・住所変更届け

改定：2015 年 1 月

毎度ご購読いただきましてありがとうございます．

読者の皆様方に小社の本をより確実にお届けさせていただくために，FAX でのご注文・住所変更届けを受けつけております．この機会に是非ご利用ください．

◇ご利用方法

FAX 専用注文書・住所変更届けは，そのまま切り離して FAX 用紙としてご利用ください．また，注文の場合手続き終了後，ご購入商品と郵便振替用紙を同封してお送りいたします．**代金が 5,000 円をこえる場合，代金引換便とさせて頂きます．**その他，申し込み・変更届けの方法は電話，郵便はがきも同様です．

◇代金引換について

本の代金が 5,000 円をこえる場合，代金引換とさせて頂きます．配達員が商品をお届けした際に，現金またはクレジットカード・デビットカードにて代金を配達員にお支払い下さい(本の代金＋消費税＋送料)．(※年間定期購読と同時に 5,000 円をこえるご注文を頂いた場合は代金引換とはなりません．郵便振替用紙を同封して発送いたします．代金後払いという形になります．送料は定期購読を含むご注文の場合は頂きません)

◇年間定期購読のお申し込みについて

年間定期購読は，1 年分を前金で頂いておりますため，代金引換とはなりません．郵便振替用紙を本と同封または別送いたします．送料無料，また何月号からでもお申込み頂けます．

毎年末，次年度定期購読のご案内をお送りいたしますので，定期購読更新のお手間が非常に少なく済みます．

◇住所変更届けについて

年間購読をお申し込みされております方は，その期間中お届け先が変更します際，必ずご連絡下さいますようよろしくお願い致します．

◇取消，変更について

取消，変更につきましては，お早めに FAX，お電話でお知らせ下さい．

返品は，原則として受けつけておりませんが，返品の場合の郵送料はお客様負担とさせていただきます．その際は必ず小社へご連絡ください．

◇ご送本について

ご送本につきましては，ご注文がありましてから約 1 週間前後とみていただきたいと思います．お急ぎの方は，ご注文の際にその旨をご記入ください．至急送らせていただきます．2〜3 日でお手元に届くように手配いたします．

◇個人情報の利用目的

お客様から収集させていただいた個人情報，ご注文情報は本サービスを提供する目的(本の発送，ご注文内容の確認，問い合わせに対しての回答等)以外には利用することはございません．

その他，ご不明な点は小社までご連絡ください．

株式会社 全日本病院出版会　〒113-0033 東京都文京区本郷 3-16-4-7 F
電話 03(5689)5989　FAX03(5689)8030　郵便振替口座 00160-9-58753

FAX 専用注文書

ご購入される書籍・雑誌名に〇印と冊数をご記入ください

5,000 円以上代金引換

〇	書 籍 名	定価	冊数
	読めばわかる！臨床不眠治療—睡眠専門医が伝授する不眠の知識— 新刊	¥3,300	
	骨折治療基本手技アトラス—押さえておきたい 10 のプロジェクト— 新刊	¥16,500	
	グラフィック リンパ浮腫診断—医療・看護の現場で役立つケーススタディ— 新刊	¥7,480	
	足育学　外来でみるフットケア・フットヘルスウェア	¥7,700	
	四季を楽しむビジュアル嚥下食レシピ	¥3,960	
	病院と在宅をつなぐ 脳神経内科の摂食嚥下障害—病態理解と専門職の視点—	¥4,950	
	ゼロからはじめる！ Knee Osteotomy アップデート	¥12,100	
	ここからスタート！睡眠医療を知る—睡眠認定医の考え方—	¥4,950	
	髄内釘による骨接合術—全テクニック公開, 初心者からエキスパートまで—	¥11,000	
	カラーアトラス　爪の診療実践ガイド	¥7,920	
	睡眠からみた認知症診療ハンドブック—早期診断と多角的治療アプローチ—	¥3,850	
	肘実践講座　よくわかる野球肘　肘の内側部障害—病態と対応—	¥9,350	
	医療・看護・介護で役立つ嚥下治療エッセンスノート	¥3,630	
	こどものスポーツ外来—親もナットク！このケア・この説明—	¥7,040	
	野球ヒジ診療ハンドブック—肘の診断から治療, 検診まで—	¥3,960	
	見逃さない！骨・軟部腫瘍外科画像アトラス	¥6,600	
	パフォーマンス UP！　運動連鎖から考える投球障害	¥4,290	
	医療・看護・介護のための睡眠検定ハンドブック	¥3,300	
	肘実践講座 よくわかる野球肘　離断性骨軟骨炎	¥8,250	
	これでわかる！スポーツ損傷超音波診断 肩・肘＋α	¥5,060	
	達人が教える外傷骨折治療	¥8,800	
	ここが聞きたい！スポーツ診療 Q & A	¥6,050	
	見開きナットク！フットケア実践 Q & A	¥6,050	
	高次脳機能を鍛える	¥3,080	
	最新　義肢装具ハンドブック	¥7,700	
	訪問で行う 摂食・嚥下リハビリテーションのチームアプローチ	¥4,180	

バックナンバー申込 （※ 特集タイトルはバックナンバー 一覧をご参照ください）

🟐メディカルリハビリテーション(No)

No_____　　No_____　　No_____　　No_____　　No_____
No_____　　No_____　　No_____　　No_____　　No_____

🟐オルソペディクス(Vol/No)

Vol/No_____　Vol/No_____　Vol/No_____　Vol/No_____　Vol/No_____

年間定期購読申込

🟐メディカルリハビリテーション	No.		から
🟐オルソペディクス	Vol.	No.	から

TEL：(　　)	FAX：(　　)		
ご 住 所	〒		
フリガナ			診療
お 名 前		要捺印	科目

FAX 03-5689-8030 全日本病院出版会行

年　　月　　日

住 所 変 更 届 け

お 名 前	フリガナ	
お客様番号		毎回お送りしています封筒のお名前の右上に印字されております8ケタの番号をご記入下さい。
新お届け先	〒　　　　　　都道 　　　　　　　府県	
新電話番号	（　　　　　）	
変更日付	年　　月　　日より	月号より
旧お届け先	〒	

※ 年間購読を注文されております雑誌・書籍名に✓を付けて下さい。

　□ Monthly Book Orthopaedics（月刊誌）
　□ Monthly Book Derma.（月刊誌）
　□ 整形外科最小侵襲手術ジャーナル（季刊誌）
　□ Monthly Book Medical Rehabilitation（月刊誌）
　□ Monthly Book ENTONI（月刊誌）
　□ PEPARS（月刊誌）
　□ Monthly Book OCULISTA（月刊誌）

FAX 03-5689-8030

全日本病院出版会行

2020 年 年間購読のご案内

年間購読料 40,150 円（消費税込）

年間 13 冊発行

（通常号 11 冊・増大号 1 冊・増刊号 1 冊）

送料無料でお届けいたします！

各号の詳細は弊社ホームページでご覧いただけます.
☞www.zenniti.com/

※各号定価(本体価格 2,500 円＋税)(増刊・増大号を除く)

車椅子の処方と
患者・家族指導のポイント

No. 245（2020 年 2 月号）

Monthly Book Medical Rehabilitation No.244

2020 年 1 月 15 日発行　（毎月 1 回 15 日発行）
　　　定価は表紙に表示してあります．
　　　　　　Printed in Japan

© ZEN・NIHONBYOIN・SHUPPANKAI, 2020

発行者　　末　定　広　光
発行所　　株式会社　全日本病院出版会
〒 113-0033 東京都文京区本郷 3 丁目 16 番 4 号 7 階
　　　　　電話（03）5689-5989　Fax（03）5689-8030
　　　　　郵便振替口座 00160-9-58753

印刷・製本　三報社印刷株式会社　　　　電話（03）3637-0005
広告取扱店　㈱日本医学広告社　　　　　電話（03）5226-2791